DE LA

RESTAURATION DU PÉRINÉE

PRATIQUÉE

IMMÉDIATEMENT APRÈS L'ACCOUCHEMENT

PAR

M. le Docteur L.-E.-G. LUIZY,

Interne en médecine et en chirurgie des hôpitaux de Paris.
Chef de clinique ophthalmologique du docteur Ch. Abadie.
Ancien aide d'anatomie de la Faculté (1880).
Membre titulaire de la Société clinique.
Médaille de bronze de l'Assistance publique.

———◆———

PARIS

IMPRIMERIE ET LIBRAIRIE ADMINISTRATIVES ET DES CHEMINS DE FER

PAUL DUPONT

41, RUE JEAN-JACQUES-ROUSSEAU, 41

1883

DE LA

RESTAURATION DU PÉRINÉE

PRATIQUÉE

IMMÉDIATEMENT APRÈS L'ACCOUCHEMENT

PAR

M. le Docteur L.-E.-G. LUIZY,

Interne en médecine et en chirurgie des hôpitaux de Paris.
Chef de clinique ophthalmologique du docteur Ch. Abadie.
Ancien aide d'anatomie de la Faculté (1880).
Membre titulaire de la Société clinique.
Médaille de bronze de l'Assistance publique.

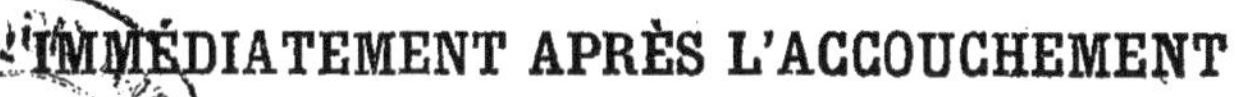

PARIS

IMPRIMERIE ET LIBRAIRIE ADMINISTRATIVES ET DES CHEMINS DE FER

PAUL DUPONT

41, RUE JEAN-JACQUES-ROUSSEAU, 41

1883

A M. Eugène LUIZY,

PERCEPTEUR DES CONTRIBUTIONS DIRECTES, A HÉRICY (SEINE-ET-MARNE)

Et à Mme Eugène LUIZY.

Mes chers Parents,

Permettez-moi de vous dédier ma Thèse en témoignage de mon affection. J'ai tout fait pour être digne des sacrifices que vous vous êtes imposés pour moi dans le cours de mes longues études, et ma plus grande ambition est de rester à la hauteur de votre générosité et de vos espérances.

A M. Hyacinthe BRIERRE.

DÉPUTÉ DU LOIRET, MEMBRE DU CONSEIL GÉNÉRAL,
CHEVALIER DE LA LÉGION D'HONNEUR.

Mon cher Oncle,

Vous m'avez suivi avec intérêt dès ma tendre enfance; vous m'avez guidé de vos conseils, soutenu de votre bienveillance, animé de votre énergie. Merci, devant tous. Gardez-moi votre amitié qui sera l'honneur de ma vie.

Gaston LUIZY.

Février 1883.

DE LA RESTAURATION

DU PÉRINÉE

PRATIQUÉE

IMMÉDIATEMENT APRÈS L'ACCOUCHEMENT

INTRODUCTION

Les déchirures du périnée sont si fréquentes, leur réparation immédiate peut rendre de si grands services aux malades, elle intéresse tellement tous ceux qui assistent une femme en couches, que nous pensons faire œuvre utile en essayant d'éclairer ce point de chirurgie journalière; en montrant la possibilité de la réparation immédiate; en précisant les indications et les contre-indications de cette opération; en étudiant la question de l'intervention retardée; en indiquant la prophylaxie de cet accident, et les méthodes de traitement que nous avons à notre disposition, et que demande chacune des variétés de déchirure.

Tel est, en quelques mots, le plan de notre thèse.

DIVISIONS

Avec M. Terrillon (*Annales de gynécologie*, 1877), nous admettrons quatre variétés principales de déchirures périnéales :

1° Les déchirures incomplètes, comprenant celles qui intéressent le périnée dans une partie seulement de sa hauteur, y compris les éraillures de la fourchette ;

2° Les déchirures complètes, occupant tout le périnée et une partie du sphincter de l'anus, mais sans incontinence de matières fécales ;

3° Les déchirures centrales, dans lesquelles la tête du fœtus est passée à travers le périnée, sans léser la commissure vulvaire ;

4° Enfin, les ruptures totales, dans lesquelles le périnée, les sphincters de l'anus, et une partie de la cloison recto-vaginale sont séparés, et qui s'accompagnent d'incontinence des matières stercorales.

Ces variétés sont bien tranchées au point de vue clinique, — faciles à reconnaître, d'un pronostic différent, — et nous verrons qu'elles ne sont pas justiciables des mêmes moyens de traitement.

CHAPITRE PREMIER

AVANTAGES ET INCONVÉNIENTS DE L'OPÉRATION IMMÉDIATE.

Possibilité de la réunion immédiate du périnée.

La restauration du périnée peut-elle réussir, quand elle est pratiquée immédiatement après l'accident ?

Les faits cliniques répondent à cette question ; bien avant qu'on ne tentât de recourir à une intervention active, il était reconnu qu'un certain nombre de déchirures périnéales pouvait guérir spontanément, par le simple rapprochement des cuisses ; depuis, de nombreux cas, favorables à cette pratique ont été publiés, et nous ne pouvons mieux faire que de renvoyer le lecteur aux observations que nous donnons à la fin de ce travail et que nous avons choisies parmi les cas les plus graves.

Objections.

Et pourtant de sérieuses objections ont été faites à cette pratique, par des hommes d'une haute valeur chirurgicale, tels que Roux, Velpeau, Sedillot, Jules Cloquet, Nélaton, pour ne citer que les plus illustres. Ces objections peuvent être ramenées à quatre principales : l'irrégularité des parties déchirées ; l'écoulement des lochies sur les sutures ; l'influence de l'état puerpéral ; enfin l'état de fatigue et de faiblesse de la patiente après l'accouchement.

Irrégularité des surfaces déchirées.

Les déchirures du périnée sont rarement nettes : le plus souvent, les bords en sont déchiquetés, les surfaces saignantes hérissées de débris irréguliers à peine retenus par un étroit pédicule, et qu'il est impossible de coapter exactement. Ces débris mal irrigués, ces bords mal découpés ne se trouvent pas dans des conditions favorables pour la réunion immédiate; en obturant la déchirure, on risque d'enfermer sous les sutures superficielles des parties vouées au sphacèle, et qui pourront donner lieu à des inflammations, des phlegmons, des accidents septicémiques graves; le moins qu'on ait alors à craindre est un insuccès, soit que les parties se décollent spontanément, soit que le développement de complications sérieuses oblige le chirurgien à détruire le travail de réunion déjà commencé. Les organes génitaux après l'accouchement sont congestionnés, contusionnés; dans les cas les plus graves, de rupture de la cloison recto-vaginale, les parties déchirées ont été souillées par toutes sortes d'impuretés, exposées même après la suture à leur contact nuisible, et par conséquent se trouvent dans des conditions déplorables pour le succès de la réunion immédiate.

Ecoulement des lochies sur les sutures.

Les sutures posées, comment protéger la ligne de réunion sur laquelle s'écouleront constamment le sang, le pus, les liquides si altérables des lochies. Quelles que soient les précautions prises (décubitus latéral de l'accouchée, injections détersives répétées, soins de propreté minutieux), les lochies baigneront les sutures, les maintiendront dans un état d'humidité constante, décolleront les tissus qui auront commencé à se réunir, et pour peu qu'elles s'infiltrent entre les sutures, elles feront manquer la réunion, et rendront inutile une opération difficile et douloureuse.

Influence de l'état puerpéral.

En dehors même des conditions locales mauvaises que donnera l'écoulement des lochies sur le périnée suturé, il faut tenir compte d'un autre élément d'insuccès : la femme se trouve dans l'état puerpéral, état pendant lequel les moindres complications prennent rapidement une allure menaçante, où les suppurations se font facilement, où les tissus tendent moins bien à la réparation naturelle, où les pleurésies, les arthrites deviennent rapidement purulentes. La réunion immédiate a beaucoup moins de chances de réussir.

Raisons morales.

Enfin, voici une femme qui est en travail depuis 1, 2, 3, jours ; elle est fatiguée, exténuée ; sa délivrance a nécessité une intervention grave, douloureuse : elle est épuisée par une abondante hémorrhagie. Ira-t-on lui proposer une nouvelle opération ? Comment lui annoncer que, son enfant mis au monde, ses souffrances ne sont pas encore terminées ; comment acceptera-t-elle cette nouvelle épreuve ; comment surtout supportera-t-elle une intervention longue, délicate et douloureuse ?

Critique de ces objections.

Voyons maintenant les raisons qui militent en faveur de l'opération immédiate. De ce côté, nous avons aussi des autorités considérables : Dieffenbach, Aug. Bérard (*obs.* en 30), Danyau (*Journal de Chirurgie* de Malgaigne, 1849), Demarquay, et la plupart des chirurgiens modernes, parmi lesquels nous pouvons citer MM. Guyon, Depaul, Siredey, Eug. Bœckel (de Strasbourg), Eustache (de Lille), et notre maître très aimé, M. le docteur Léon Labbé, dont la haute approbation nous a puissamment encouragé à soutenir la thèse que nous défendons.

Dans un grand nombre de cas, les surfaces déchirées s'accolent d'elles-mêmes, et il suffit d'en fixer les bords, après en avoir régularisé l'affrontement. C'est moins, dans ces cas favorables, une opération qu'un simple pansement qui s'impose à l'accoucheur. Si les surfaces sont déchiquetées, il est facile d'enlever avec des ciseaux les débris menacés de sphacèle, et de réunir les lambeaux après les avoir nettoyés et régularisés. Bien que les parties génitales, après un accouchement laborieux surtout, soient contuses, gorgées de sang, il est rare qu'elles se gangrènent ; leur vitalité est assurée par une circulation active ; en quelques heures, la congestion disparaît, et les tissus reprennent vite leur état normal.

Le contact des lochies n'est pas aussi nuisible qu'on peut le craindre. Pendant les trois premiers jours de l'accouchement, elles sont formées surtout de sang pur, de caillots, d'un liquide séro-sanguinolent qui n'a pas les propriétés nocives du pus vrai : celui-ci n'apparaît qu'au bout de quelques jours, alors que les surfaces accolées ont pu se réunir, et que leurs adhérences sont déjà assez solides pour fermer la ligne de réunion et empêcher l'infiltration des lochies entre les lèvres de la déchirure. Cet inconvénient n'existerait que si l'on opérait 3 ou 4 jours après l'accouchement.

Quant à l'influence de l'état puerpéral, elle constitue l'objection la plus sérieuse : les faits cliniques, les succès observés démontrent que ce danger est au moins exagéré, et qu'il ne saurait empêcher une tentative si utile de restauration immédiate.

Les raisons morales invoquées par les adversaires de cette pratique sont spécieuses : l'administration du chloroforme aura raison de la douleur. La femme est trop faible, trop fatiguée : il

vaut mieux la laisser reposer, la faire dormir, donner à ses forces le temps de se remonter; si au bout de quelques heures,
l'état général est bon, l'utérus bien rétracté, le pouls relevé,
on fera bien de donner du chloroforme et d'opérer ; sinon, il est
préférable d'attendre et de renvoyer à plus tard l'intervention
chirurgicale.

Avantages de la restauration immédiate.

La périnéorrhaphie, pratiquée immédiatement après l'accouchement, comporte deux grands avantages :
1° Elle ferme la porte aux inoculations infectieuses ;
2° Elle préserve la femme d'un long traitement, d'une infirmité grave, et d'une opération ultérieure qui n'est pas sans dangers.

Protège des inoculations septiques.

« Je sais, nous écrit M. le professeur Eug. Bœckel (de
Strasbourg), que les gynécologistes allemands suturent avec soin
les moindres déchirures du périnée, pour fermer la porte aux
infections. » Nous regrettons de n'avoir pas eu d'indications
plus précises, qui nous eussent permis de faire des recherches
bibliographiques ; l'idée en tout cas est rationnelle et l'on nous
permettra d'y insister.
Personne n'ignore que les moindres écorchures, les blessures de la peau les plus insignifiantes en apparence peuvent
devenir dans certaines conditions le point de départ d'accidents
graves : la lymphangite, les phlegmons circonscrit et diffus, la
septicémie, l'érysipèle en ont été les suites. Ce fait est acquis
depuis longtemps, bien avant que la théorie des germes n'ait
été émise. Les accidents seront d'autant plus à craindre, que la
région inoculée sera plus riche en vaisseaux lymphatiques, et
plus exposée au contact des matières septiques. Les énormes

phlegmons diffus gangréneux, que nous observons si fréquemment dans les hôpitaux, chez les ouvriers, ne sont-ils pas presque toujours consécutifs à une écorchure de la main, couverte de poussières, de détritus, d'impuretés de toute nature.

Or, le périnée se trouve dans les conditions les plus favorables pour ces sortes d'inoculations : il est extrêmement riche en vaisseaux lymphatiques ; au moment de l'accouchement, il est bien rare qu'il ne se produise pas quelque éraillure de l'orifice vaginal. Nous voici donc en présence de vaisseaux lymphatiques ouverts, prêts à recevoir les contages, venus soit du dehors, soit de l'intérieur de l'utérus. Que l'accouchée se trouve dans un milieu malsain, qu'on néglige les soins de propreté, que les lochies deviennent fétides, ou même que les injections faites soient insuffisamment antiseptiques, et la malade se trouvera dans des conditions favorables au développement de complications graves. Ce danger persistera tant que la plaie ne sera pas complètement cicatrisée ou tout au moins recouverte de bourgeons charnus bien vivaces, capables d'opposer aux inoculations septiques une barrière suffisante. Il est donc très important de surveiller l'état des parties génitales avec le plus grand soin après l'accouchement, et de protéger les blessures, même les plus légères, du contact des liquides septiques et des germes contagieux. Or, pour assurer cette innocuité, il y a deux moyens : ou bien faire la réunion immédiate de la déchirure le plus rapidement possible après l'accident, ou bien préserver la plaie des contages infectieux par des lavages répétés avec une solution antiseptique, dès le jour de l'accouchement.

*Evite les ennuis de la cicatrisation
et d'une opération ultérieure.*

L'autre avantage de la restauration immédiate du périnée est de réparer une lésion longue, difficile à guérir, et qui, en attendant, constitue une infirmité grave. Comme nous le verrons

-dans le chapitre de l'intervention retardée, c'est par mois qu'il
faut compter pour la cicatrisation d'une déchirure un peu
étendue, cicatrisation qui exigera des pansements difficiles, des
cautérisations douloureuses, et qui, en fin de compte, laissera
une vulve élargie, par laquelle pourront se produire une rectocèle, une cystocèle, ou même un prolapsus utérin. Nous
parlons des cas les plus favorables. Mais s'il s'agit d'une rupture
de la cloison recto-vaginale, ces inconvénients deviendront
une infirmité de la plus extrême gravité, dont Roux a donné une
description qu'on nous permettra de reproduire.

« Il est inutile de dire combien est triste la condition d'une
femme en cet état ; ce n'est pas que la conception ne puisse se
faire ; l'accouchement est même rendu plus facile. Noël a opéré
une femme qui était devenue mère de sept enfants depuis qu'elle
avait eu le périnée détruit. M. Roux a connu une dame anglaise
qui, ayant éprouvé ce malheur à son premier accouchement,
était cependant en possession d'une famille de douze enfants. Je
suis sûr, ajoute-t-il, qu'on recueillerait dans le monde nombre
de cas semblables, et peut-être qu'à force d'art, d'adresse, de
ruse, et de je ne sais quelles supercheries, des femmes parviennent à cacher une infirmité si propre à inspirer du dégoût.
Mais quand elle est reconnue, et pour que ce dégoût soit sur-
monté, ne faut-il pas ou le délire des sens porté à l'excès, ou un
sentiment plus qu'ordinaire des devoirs presque sacrés qu'impose l'union conjugale ? Une femme chez qui le périnée n'existe
plus, est affligée d'une incommodité dégoûtante ; son sort est
presque aussi misérable que celui des personnes qui sont affec-
tées d'un anus contre nature ; comme le sphincter de l'anus a
été déchiré et ne peut plus se contracter, comme toute action a
cessé à la partie inférieure du rectum, rien ne s'oppose à l'issue
des gaz intestinaux, aussitôt qu'ils parviennent au terme de
leur cours, ni à la sortie, ou continuelle, ou du moins trop souvent répétée et presque involontaire des matières fécales. Sans

doute, celles-ci peuvent séjourner quelque temps dans l'intestin-rectum, quand elles y arrivent avec une certaine consistance ; mais sont-elles molles, le besoin de les rendre se produit à chaque instant ; il est vif et pressant ; et si elles sont encore à un état plus voisin de l'état liquide, elles s'échappent involontairement, inondent le vagin et toutes les parties voisines. Les femmes qui sont en proie à une telle infirmité sont presque toutes obligées de vivre dans une solitude contraire à leur âge, à leur sexe, à leurs habitudes ; elles tombent dans une profonde tristesse ; presque toujours leur santé s'altère ; elles perdent leur fraîcheur. Je ne connais pas de positions plus dignes de pitié. » (*Leçon de Roux, recueillie par Mercier, Journ. des Conn. méd.-chirurg. — Mars* 1839.)

Une fois la déchirure cicatrisée, beaucoup de femmes ne voudront plus se soumettre à une opération ; elles resteront avec une vulve démesurément large « privées, dit Roux, d'une partie des charmes que la nature a réunis chez la femme pour assurer le rapprochement des sexes. » Elles n'auront recours à l'intervention chirurgicale que si les incommodités sont trop gênantes, et si l'infirmité dont elles sont victimes leur rend la vie insupportable.

Devant la possibilité d'une restauration immédiate de ces lésions, peu de chirurgiens sans doute se rangeront à l'avis de Mauriceau, qui, tout en croyant à l'efficacité de la suture, ne juge pas à propos de l'appliquer chez toutes les femmes. « Ces deux femmes, écrit-il, étant du commun, n'avaient pas besoin de la décoration de cette partie, qui ne devait leur servir qu'à faire des enfants. » (*Observations sur la grossesse et l'accouchement des femmes,* T. II, p. 463).

La question est maintenant de savoir quand on peut opérer, et quand il faut s'abstenir.

CHAPITRE II.

INDICATIONS ET CONTRE-INDICATIONS

Seulement indiquées par M. Guéniot.

La périnéorrhaphie, faite immédiatement après une déchirure du périnée, réussit dans un grand nombre de cas, échoue fatalement dans quelques autres, en exposant la femme, aux plus graves dangers. D'où cette divergence extrême d'opinion, entre des hommes aussi éminents que Roux et Dieffenbach, Velpeau et Danyau, pour n'en citer que quelques-uns. Tout récemment encore (avril 1876) à la Société de chirurgie, personne n'a recommandé l'intervention immédiate ; M. Guéniot, rapporteur d'un travail que M. Jude Hüe avait présenté à la Société, s'exprime en ces termes à ce sujet : « Relativement à l'époque la plus favorable pour pratiquer l'opération, question qui a été fort discutée, et dont les différentes solutions comptent un nombre à peu près égal de partisans autorisés, M. Hüe déclare que le moment n'est pas encore venu de la fixer d'une manière définitive : d'ailleurs, ajoute-t-il, l'opérateur peut rarement choisir le moment de l'intervention, attendu qu'il est appelé longtemps après l'accident. L'auteur semble croire qu'une même époque peut être uniformément préférée dans tous les cas. Une telle opinion, bien que communément admise, serait difficilement acceptée, si l'on songeait que les déchirures périnéales, de même que les becs-de-lièvre, se présentent dans des conditions souvent fort différentes, qui excluent précisément une telle uniformité. » (*Bulletin de la Soc. de Chir.*, 1875.)

Nous sommes heureux de nous trouver d'accord avec un chirurgien aussi distingué, un accoucheur aussi autorisé que M. Guéniot ; nous estimons qu'il serait d'un détestable esprit de réunir à l'aveuglette tous les cas de déchirure périnéale. Mais nous regrettons que le rapporteur ne soit pas entré dans le détail, et n'ait point précisé les indications et les contre-indications de cette opération. C'est ce que nous allons essayer de faire.

Les indications opératoires varient suivant que les parties génitales sont saines, ou sont le siège d'altérations pathologiques.

Importance des lésions pathologiques préexistantes.

Les affections qui prédisposent aux déchirures sont les inflammations catharrales ou phlegmoneuses, la vulvo-vaginite blennorrhagique, par exemple ; les affections spécifiques, principalement les plaques muqueuses à base inflammatoire ; les néoplasmes ; l'ecsthiomène vulvaire ; les varices des grandes lèvres ; les cicatrices anciennes, provenant soit de déchirures restaurées, soit d'affections indépendantes de l'accouchement ; enfin les infiltrations œdémateuses de la vulve, qui accompagnent si fréquemment l'albuminurie des femmes enceintes, et qui rendent les tissus si friables.

Une déchirure intéressant un épithélioma de la vulve sera abandonnée à elle-même ; il est inutile de soumettre à une opération toujours douloureuse une malade dont les jours sont comptés, et qui ne peut guérir que par une opération radicale.

On a cité des cas de réunion immédiate sur des tissus infiltrés, mais le résultat est très aléatoire, et nous pensons qu'il vaut mieux attendre que les parties soient revenues à l'état normal.

Quant aux déchirures périnéales survenant sur des cicatrices vicieuses, des affections inflammatoires de la vulve, des plaques muqueuses indurées, elles sont justiciables de l'opération, au même titre que les tissus sains. Pendant notre séjour comme interne à l'hôpital de Lourcine, nous avons observé un fait assez probant à cet égard.

OBSERVATION I. — Déchirures de la vulve, au milieu de plaques muqueuses à base indurée. — Réunion immédiate survenue spontanément (Personnelle).

Au mois d'août 1878, nous fûmes appelé auprès d'une jeune femme de 22 ans, primipare, à terme, en travail depuis huit heures. Présentation du sommet en O I C G A ; la poche des eaux se rompit spontanément en notre présence ; l'accouchement se préparait bien quant aux voies supérieures. L'orifice vulvaire, était garni sur presque tout son pourtour d'énormes plaques muqueuses, qui reposaient sur une base indurée, et qui occupaient principalement les deux tiers supérieurs des petites lèvres, la commissure antérieure de la vulve, empiétaient sur les grandes lèvres et ne laissaient guère intacte que la fourchette. Malgré l'induration de ces parties, la dilatation des petites lèvres se fit assez régulièrement, mais resta bien insuffisante pour le passage de la tête. Aussi, pendant la période d'expulsion, fîmes-nous tous nos efforts pour ralentir la progression de la tête, et pour protéger l'anneau vulvaire. Malgré nos deux mains appliquées avec force sur la vulve et le périnée, à la troisième contraction utérine, la tête franchit le détroit inférieur ; le périnée résista bien, ainsi que la partie gauche de l'anneau vulvaire ; mais à l'union du tiers supérieur avec les deux tiers inférieurs de la grande lèvre droite, nous eûmes une déchirure profonde, irrégulière, donnant lieu à une hémorrhagie assez inquiétante ; nous constatâmes quelques éraillures peu profondes, insignifiantes, sur la grande lèvre gauche. L'hémorrhagie s'arrêta spontanément, la délivrance se fit très simplement. A cette époque, nous n'avions pas d'idées bien arrêtées sur la restauration du périnée ; la malade se montrait absolument réfractaire à toute tentative opératoire ; bref, nous nous contentâmes de laver la déchirure à l'eau phéniquée, et de maintenir les cuisses rapprochées et légè-

2

rement fléchies. Au bout de trois jours la réparation s'était faite spontanément, et au bout d'un mois, la vulve ne présentait qu'une petite encoche, insignifiante, sur la petite lèvre déchirée.

Influence des conditions où s'est produite la déchirure.
Théorie de M. Budin.

Indépendamment de toute affection de la région vulvo-périnéale antérieure au travail, l'état local des tissus, les lésions anatomiques dont ils sont le siège, de par l'accouchement, constituent l'indication capitale de l'opération. A M. Budin revient l'honneur d'avoir insisté sur ce point, et d'avoir fixé d'une façon précise les conditions dans lesquelles il convient d'opérer ou de s'abstenir. Bien avant lui, on avait vaguement indiqué cette idée, et dès 1843, Danyau, le grand partisan de la réunion immédiate, écrivait dans son *Mémoire* : « Les chances de succès sont d'autant plus grandes, que l'on opère à une époque plus rapprochée de l'événement. On ne pourrait attendre quelques jours que dans le cas où l'état des parties, le mode de production de la déchirure, pourraient faire craindre la formation d'une eschare. Après la chute de la partie mortifiée, on pourrait obtenir encore par la suture simple, une bonne et complète réunion. (*Journ. de chir.* de Malgaigne, juin 1843).

M. Budin, à propos d'une opinion trop exclusive de M. James Young (*Obst. journ.*, mars 1876), a posé ces deux indications :

1° Dans les déchirures brusques, sans contusions violentes, sans manœuvres prolongées, quand les parties génitales n'ont subi qu'un traumatisme modéré et rapide, on doit tenter la réunion immédiate.

2° Quand la déchirure est survenue à la suite d'un séjour prolongé de la tête sur le plancher pelvien, après des manœuvres qui par leur gravité, leur répétition, leur durée ont dilacéré les parties au point de compromettre leur vitalité et d'avoir une menace de gangrène, il faut s'abstenir de toute intervention immédiate, et remettre à plus tard la restauration des parties lésées.

« Presque tous les faits cités à Edimbourg, dit M. Budin, étaient des faits de déchirures survenues brusquement à la suite de l'application du forceps, ce qui peut expliquer l'opinion générale des accoucheurs de cette ville en faveur de l'opération immédiate » (*Progrès médical*, 1876).

Dans la première catégorie, nous comprendrons les sections périnéales, faites chirurgicalement, suivant la pratique préconisée par M. Tarnier, dans les cas où la déchirure est imminente ou inévitable ; ce sont les plus favorables à la réunion immédiate. Nous y ajouterons les cas où la déchirure du périnée a lieu au moment du dégagement de la tête par les seuls efforts de la nature, soit que le plancher pelvien ait été insuffisamment soutenu et protégé, soit que l'accouchée soit restée sans assistance. Dans les accouchements terminés avec le secours de l'art, nous recommandons la réunion immédiate, quand le périnée a été déchiré après une ou deux applications de forceps, quand la version a été peu laborieuse, et que les parties génitales, souples, humides, n'ont cédé qu'à une distension rapide, au moment de l'expulsion de la tête.

Mais quand, chez une femme déjà épuisée par un travail prolongé, on a pratiqué difficilement, sans succès, 3 ou 4 applications successives de forceps, que celui-ci a dérapé ; quand on a introduit plusieurs fois la main dans l'utérus pour pratiquer une version ; et en général, à la suite de toutes les opérations graves de la chirurgie obstétricale, telles que la craniotomie, l'embryotomie, il vaut mieux s'abstenir, panser soigneusement la femme blessée, l'entourer de tous les soins anti septiques possibles, et sans compter en aucune façon obtenir une réunion immédiate du périnée déchiré, attendre que la femme soit remise, que les parties menacées de sphacèle soient détergées; recourir en un mot à l'intervention retardée.

CHAPITRE III

DE LA RESTAURATION RETARDÉE DU PÉRINÉE.

Pour une raison ou pour une autre, la périnéorrhaphie n'a pas été faite immédiatement après l'accouchement; on a laissé passer les 24 premières heures. Que convient-il de faire?

Toutes les opinions ont été soutenues sur cette question, et nous pouvons citer des chirurgiens éminents, qui ont prôné des idées tout-à-fait divergentes. Alors que Nélaton recommandait d'opérer vers le 3e ou 4e jour (*Path. Chir.* T. V.), Verneuil, Polaillon, Trélat, conseillent de n'opérer que plusieurs mois après l'accouchement. (*Bull. de la Soc. de Chir.*, avril 1876), alors que la femme est complètement rétablie, et que la déchirure est à peu près cicatrisée; entre ces opinions extrêmes, s'en place une autre intermédiaire, soutenue par Maisonneuve, qui pratique la suture quinze jours environ après l'accouchement (*Bull. de la Soc. de Chir.*, 1849).

Examinons successivement chacune de ces opinions.

Opération dans la première semaine de l'accouchement.

Voyons d'abord l'intervention dans les cinq premiers jours, proposée par Nélaton. Prenons une plaie contuse, dans une région quelconque du corps ; supposons-la placée dans les meilleures conditions, et comme état général du blessé, et comme soins locaux. Une pareille lesion, trois ou quatre jours après l'accident, se présente sous l'aspect d'une surface grisâtre, irrégulière, sécrétant un liquide séro-sanguinolent, recouverte de parties destinées à étre éliminées. Huit jours seulement après la blessure, cette plaie commence à se nettoyer, à se déterger, laisse apparaître ici et là quelques points rosés, premiers indices des bourgeons charnus, et elle n'est guère complètement nette avant la fin du dizième jour. Alors il ne reste à sa surface que des parties bien vivantes qu'à la rigueur on pourrait rapprocher, accoler et réunir sans grand inconvénient. Mais tenter la réunion des téguments pour des surfaces qui sont restées longtemps ouvertes, et qui sont recouvertes de produits destinés à être éliminés, c'est non-seulement s'exposer à un échec, c'est encore faire courir au blessé, le risque d'une résorption septicémique. Il est vrai qu'on a tenté récemment et avec un certain succès la réunion immédiate sur des tissus opérés au thermo-cautère ; M. Reclus a signalé dans la *Gazette hebdomadaire* (1882) cette particularité qu'on aurait tort de généraliser, et qui est contraire à la règle communément admise. Je sais bien que les lavages et les pansements antiseptiques en détruisant les germes inoculables permettent encore de renfermer à l'intérieur de l'économie des produits d'élimination ; mais il faut avouer qu'une pareille pratique est risquée et qu'entre la réunion immédiate, pratiquée tout de suite après une blessure, et la réunion par seconde intention en laissant la plaie largement exposée, la pratique intermédiaire ne saurait constituer qu'une dangereuse exception. Sans grand inconvénient, on peut attendre quelques heures pour tenter une réunion par première intention ; mais passé 24 heures, on n'a plus à recourir qu'à la réparation ordinaire, au travail régulier de la cicatrisation.

Or, dans le cas particulier qui nous occupe, en dehors même de ces conditions inhérentes à toute plaie de l'économie, nous en avons d'autres qui combattent encore cette pratique : le 3ᵉ jour de l'accouchement, non seulement la plaie n'est pas détergée, mais encore elle est baignée par les lochies qui commencent à s'écouler, et qui malgré les soins de propreté les mieux compris s'infiltreront entre les surfaces accolées, et feront presque fatalement échouer la réunion. L'opération au 5ᵉ jour n'est donc point indiquée. D'ailleurs, elle serait difficilement acceptée de la malade, encore très souffrante, à peine remise des fatigues de l'accouchement et de la montée du lait.

Quant à l'objection faite par M. Verneuil, qui opérant une femme dans ces conditions perdit sa malade de péritonite, nous ne voyons pas bien la relation qui a pu se produire entre la périnéorrhaphie et l'inflammation du péritoine ; aussi, nous contenterons-nous d'en faire mention, sans y attacher l'importance de cause à effet.

Opération retardée à plusieurs mois.

Examinons maintenant l'opinion opposée, qui n'admet l'opération que longtemps après l'accouchement, quand la femme est complètement remise de ses couches, et qu'elle a recouvré une santé parfaite, c'est-à-dire de trois à six mois après l'accident. Disons de suite que cet avis semble avoir rallié la plupart des membres de la Société de Chirurgie : émise par des hommes tels que Verneuil, Trélat, Polaillon, elle n'a pour ainsi dire pas soulevé d'objections.

Il est certain que cette pratique est rationnelle, prudente, irréprochable : la femme se trouvera dans d'excellentes conditions : l'influence de l'état puerpéral sera écartée, l'état général aussi bon que possible, les chances de réunion immédiate bien plus grandes. L'opération pourra être étudiée, combinée, réglée à l'avance ; la cicatrisation surveillée avec soin et bien dirigée, donnera au chirurgien tous les avantages qu'on aura pu attendre d'elle.

Mais, à côté de ces avantages, que d'inconvénients, que d'incidents délicats, difficiles à prévoir. Prenons un cas favorable, une déchirure complète du périnée, sans lésions du sphincter anal, ni incontinence des matières fécales. La plaie qui résulte de la déchirure se cicatrise par seconde intention ; la guérison ne sera pas complète avant deux mois au moins ; nous avons vu une malade que son médecin a soigné et cautérisée pour une déchirure périnéale pendant huit mois ; pendant tout ce temps, il faudra faire des pansements soigneux, suffisamment antiseptiques, des cautérisations douloureuses, exercer une surveillance active, sans compter les complications souvent très graves, auxquelles expose toujours une plaie ouverte ; la malade devra garder le lit et la chambre pendant plusieurs semaines, et il faudra quelques mois avant qu'elle puisse revenir à la santé parfaite, reprendre ses occupations et sa vie ordinaire. La plaie cicatrisée, la vulve restera considérablement élargie, car il est reconnu que la rétraction cicatricielle est impuissante à rendre à cette partie sa forme et ses fonctions ; on aura une rectocèle, une cystocèle, heureux encore si l'utérus dépourvu de l'appui que donne le périnée aux parois vaginales ne descend pas ; à combien de douleurs, d'ennuis, de misères n'expose pas une chute de matrice. La cicatrisation elle-même sera irrégulière ; la rétraction des tissus aura changé les rapports anatomiques, déformé la région, et on ne pourra guérir la femme qu'au prix d'une opération autoplastique délicate, de délabrements graves, parmi lesquels nous nous contenterons de citer les grandes incisions libératrices que Dieffenbach a conseillées de chaque côté de la vulve, dans la région ischiatique. Enfin, la plaie périnéale une fois cicatrisée après tant de pansements et de cautérisations, la malade se soumettra difficilement à une opération chirurgicale sérieuse, et pour peu que les inconvénients soient supportables et peu sensibles pour elle, jamais elle n'acceptera une nouvelle intervention, qui somme toute mettra sa vie en péril. Aussi, que de femmes voyons-nous conserver indéfiniment une déchirure du périnée, et rester avec une vulve démesurément élargie; à de rares exceptions près, elles se soustraient à la périnéorrhaphie.

Voyons maintenant le cas le plus grave : une rupture totale du périnée et de la cloison recto-vaginale, avec incontinence des matières fécales. L'abstention du chirurgien pendant plusieurs mois exposera la femme à de graves inconvénients, voire même à des dangers sérieux ; la cicatrisation sera très longue, les parties souillées par les lochies, par les matières stercorales ; la patiente ne sera tenue propre que par des soins presque continuels, l'usage continu de l'opium, qui finira par troubler les fonctions digestives. Supposons qu'aucune complication ne survienne : n'est-il pas cruel, si l'on peut faire autrement, de laisser pendant plusieurs mois une femme dans les conditions lamentables, dont nous avons rapporté la magistrale description de Roux (p. 13). Enfin, la cicatrisation obtenue sera irrégulière, les lèvres de la déchirure largement écartées, raccourcies, déformées; l'opération de la périnéorrhaphie deviendra très laborieuse, nécessitera un talent, une rare habileté de main ; ce sera une intervention grave, à laquelle les malheureuses femmes ne se soumettront qu'à bout de forces et à la dernière extrémité. Encore, si l'on était sûr de réussir : mais on n'a qu'à lire les observations si intéressantes de Roux, de Verneuil (*Mémoires de Chirurgie*, t. II), pour se convaincre de la difficulté d'une pareille opération, de la rareté du succès, et des essais répétés qu'elle nécessite, avant de donner un bon résultat.

L'opération retardée à plusieurs mois deviendra extrêmement

difficile, délicate, aléatoire, et ne sera pas acceptée, si la malade ne souffre pas trop de son infirmité.

Opération pratiquée le 15° jour.

Reste maintenant la troisième hypothèse, l'opération retardée au 15° jour après l'accident.

Nous avons vu, au chapitre des indications, que la principale raison qui s'oppose à la restauration immédiate du périnée est le danger des eschares : les parties génitales, congestionnées, contuses, irrégulièrement déchirées, peuvent présenter quelques points de sphacèle. En face d'une pareille menace toute intervention immédiate doit être interdite, et l'opération ne saurait être pratiquée qu'après l'élimination des parties mortifiées.

Or, en douze jours, au maximum, une plaie est détergée : au 15° jour, la femme est reposée; la fièvre, plus ou moins forte qui suit l'accouchement et précède la montée du lait, a disparu; l'utérus est revenu sur lui-même; les parties génitales ont repris leur aspect et leur texture à peu près normaux : la périnéorrhaphie, pratiquée à cette époque, possède d'excellents arguments en sa faveur, et nous nous y rangerions volontiers.

Mais pourquoi fixer un jour, une date précise pour une intervention retardée ? Le temps n'est plus aux descriptions pathologiques à cycle défini, et pour les suites de couches, bien plus encore que pour les fièvres éruptives, la nature ne suit pas une marche unique, semblable pour toutes les accouchées : telle sera sur pied, avec un utérus bien rétracté, des lochies insignifiantes, au 10° jour ; telle autre, au bout de trois semaines, aura encore des lochies fétides, un utérus volumineux et sensible, une fièvre plus ou moins forte, sans

parler des complications graves qui constituent la fièvre puer-
pérale, et qui sont une contre-indication absolue à toute
intervention chirurgicale. Il est donc illogique de fixer un jour
précis pour réparer une déchirure périnéale.

Opération remise à la suppression physiologique des lochies.

Nous conseillons une époque bien plus facile à déterminer,
et dont l'appréciation reste tout entière à l'initiative du
praticien : c'est la *disparition physiologique des lochies*.

Il est certain que la femme est encore sous l'influence de
l'état puerpéral, dont le retour de couches fixe l'extrême limite.
Mais entre la cessation de l'écoulement lochial et les premières
règles, il se trouve une période de santé parfaite ; d'un autre
côté, l'état puerpéral est de moins en moins dangereux à mesure
qu'on s'éloigne de l'accouchement. Nous avons vu M. Labbé
faire à une jeune femme une opération d'urgence extrêmement
grave, quinze jours après l'accouchement, et la malade guérir
de cette opération avec une aussi grande rapidité, et avec
autant de simplicité, que si elle eût été soustraite à l'influence
de cet état puerpéral. Cette époque variera beaucoup suivant
les femmes ; la plupart d'entre elles n'auront plus leurs lochies
au bout de trois semaines ; j'ai observé une primipare d'ailleurs
fort bien portante, n'avoir plus traces de lochies au bout de
six jours ; d'autres les conservent pendant un mois et plus. La
règle que nous posons est donc bien facile à suivre : ne pratiquer la restauration retardée du périnée, que lorsque les lochies ont cessé de couler, et que l'utérus, revenu sur lui-même,
est rentré dans le petit bassin.

Enfin, et cette considération a son importance, les malades

acceptent très volontiers une opération à cette période ; dans une de nos observations même, la malade et son entourage demandèrent qu'on fît la périnéorrhaphie à cette époque.

La femme est encore couchée ; les lochies ne s'écoulent plus, l'état puerpéral est moins dangereux pour le succès de la réunion immédiate ; les parties déchirées sont nettoyées et couvertes de bourgeons charnus bien vivaces ; les bords de la déchirure sont encore souples, faciles à accoler ; moins congestionnés, ils sont aussi moins friables ; enfin, la santé générale étant bonne, la patiente peut être sans inconvénient soumise aux inhalations anesthésiques, ce qui aide puissamment le chirurgien ; toutes conditions favorables pour la réunion par première intention.

Quant au manuel opératoire, il variera évidemment suivant les cas ; d'une façon générale, et comme il n'existe à cette époque qu'une perte de substance, insignifiante, que la rétraction cicatricielle n'a pas encore commencé, les parties déchirées seront rapprochées facilement. Mais pour mieux assurer la réunion, nous pensons qu'il est de bonne pratique chirurgicale, d'aviver non-seulement les surfaces recouvertes de bourgeons charnus, mais encore la muqueuse vaginale, sur une largeur de quelques millimètres, au pourtour de la déchirure, comme l'a fait avec succès M. le docteur Bréchemier, chirurgien en chef de l'hôpital d'Orléans, à qui nous sommes heureux d'offrir, en même temps que nos remerciements, l'hommage de notre sincère reconnaissance et de notre respectueux attachement.

Pour mieux assurer encore la coaptation des surfaces avivées, il sera bon d'appliquer la suture enchevillée de Roux, et de la compléter par quelques points de suture entrecoupée. Quant à la muqueuse rectale, dans nos deux observations, elle n'a pas été touchée, et le résultat final n'en a pas été compromis.

Observation II. — Rupture totale du périnée, et de la cloison recto-vaginale, avec incontinence des matières fécales. — Périnéorrhaphie pratiquée trois semaines après l'accouchement. — Guérison (communiquée par M. Bréchemier, d'Orléans).

X..., âgée de 20 ans, domiciliée dans un village de Sologne, est accouchée pour la première fois, d'un enfant de force moyenne, le 15 août 1879, après une application de forceps, sur laquelle les détails manquent absolument.

Appelé près d'elle le 8 septembre, nous constatons une incontinence des matières fécales, qui depuis l'accouchement s'écoulent presque continuellement. Le périnée est divisé dans toute son étendue, le sphincter de l'anus est compris dans la déchirure, ainsi que la cloison recto-vaginale, sur une longueur de 5 centimètres environ, de sorte que le vagin et le rectum forment un cloaque infect.

L'état général est excellent, la mère bonne nourrice ; les lochies ont cessé de couler.

Nous ordonnons, dans la journée, un léger purgatif ; le soir, une pilule d'extrait thébaïque à 0,03 centigrammes.

Opération, le lendemain, 9 septembre, sans chloroforme. On commence par faire aux dépens de la muqueuse vaginale un avivement d'un centimètre de largeur, de chaque côté de la fente périnéale, depuis l'extrémité extérieure de la déchirure, ou mieux l'éperon, jusqu'au périnée ; dans un second temps, on avive les surfaces mêmes de la déchirure, sur toute la hauteur du périnée. Ces deux avivements sont faits au bistouri. Cinq points de suture métallique accolent les deux bords avivés de la paroi vaginale, comme dans l'opération de la fistule vésico-vaginale, par le procédé américain ; six autres points de suture métallique, superficiels et profonds réunissent ensuite les bords du périnée. On ne touche pas à la muqueuse du rectum.

Pendant les six premiers jours, on maintient la constipation par des préparations opiacées et une alimentation modérée. La malade reste couchée sur le dos.

Le 15 septembre, la réunion semble parfaite ; on obtient deux selles à l'aide de lavements.

Le 23 septembre, quatorze jours après l'opération, tous les fils sont enlevés. La paroi vaginale est parfaitement réunie ; mais, des six points de suture périnéaux, deux n'ont pas repris : ce sont ceux qui avoisinent la fourchette ; du côté de l'anus, la réunion est complète, de sorte que la réparation reste inachevée dans le tiers antérieur du périnée.

Observation III. — Déchirure complète du périnée, pendant la version. — Restauration du périnée, onze jours après l'accouchement, — guérison. — (Communiqué par notre excellent collègue et ami, M. le Dr Vermeil).

Le 6 septembre 1882, à 7 heures du matin, je fus appelé par deux confrères d'un village des environs de Paris pour terminer l'accouchement d'une femme, qui était en douleurs depuis douze heures, et chez laquelle ils avaient vainement tenté, à cinq ou six reprises différentes, d'appliquer le forceps.

Je trouvai une femme de vingt-et-un ans, primipare, d'apparence vigoureuse, mais épuisée et dans un état de prostration profonde. Le pouls était rapide et petit; les douleurs avaient complètement cessé depuis plusieurs heures; il me fut impossible de trouver les battements du fœtus. La vulve et le vagin étaient tuméfiés, contus, très douloureux.

Avant de pousser plus loin l'exploration, je fis à la patiente une injection sous-cutanée d'une demi-seringue d'éther, et j'attendis quelques instants. Quand le pouls fut un peu relevé, je fis donner du chloroforme, et me mis en devoir de pratiquer le toucher vaginal. Je trouvai au détroit supérieur, une présentation du sommet, en occipito-iliaque gauche un peu transversale, et inclinée vers l'épaule droite du fœtus, inclinaison due probablement à l'existence d'une énorme bosse sanguine, qui occupait toute la région occipitale et pariétale gauche. La tête avait du reste une certaine mobilité; sentant que ma main pénétrait facilement, et n'ayant plus à me préoccuper de la vie du fœtus, je voulus éviter à la malade une nouvelle introduction du forceps, et me décidai immédiatement à pratiquer la version.

J'arrivai sans difficulté à saisir un pied; l'évolution se fit facilement; mais l'extraction fut lente et pénible. L'enfant était volumineux; j'avais bien saisi le pied antérieur, mais la cuisse postérieure était fléchie, et les hanches ne purent être dégagées qu'après des tractions assez énergiques. Il n'y avait plus à compter sur les contractions utérines. Les deux bras étaient défléchis; il me fut impossible de dégager d'abord le bras antérieur, il fallut commencer par le postérieur; il en résulta que le diamètre bisacromial, très peu incliné, se présenta presque directement, et au moment du dégagement des épaules, le périnée fut entamé. La tête, elle aussi était défléchie, et il fallut encore un certain effort pour compléter la rotation, et opérer le dégagement avec deux doigts glissés dans la bouche du fœtus. C'est à ce moment, sans doute, que se compléta la rupture du périnée.

Je constatai, en effet, séance tenante, une large déchirure allant de la fourchette à l'anus, et paraissant sur ces parties tuméfiées intéresser la paroi rectale jusqu'à 1 centimètre au-dessus de l'orifice anal.

Il n'y avait pas à songer à poser même des serre-fines, sur des tissus aussi tuméfiés. Du reste, la faiblesse de la malade, et une légère hémorrhagie qui se produisit après la délivrance, nous faisaient un devoir de ne rien tenter immédiatement. Nous nous contentâmes d'ordonner de fréquents lavages de la plaie, effectués sans écarter les cuisses de la malade, avec de l'eau oxygénée à 8 volumes, convenablement neutralisée. A partir du troisième jour, on laissa à la surface de la déchirure, dans l'intervalle des lavages, un petit tampon de tarlatane imbibé d'eau oxygénée.

Onze jours après l'accouchement, nous fûmes appelé de nouveau à voir notre malade. Il n'y avait pas eu de complication, tout s'était passé simplement, l'état général était excellent. Mais la patiente et son entourage réclamaient instamment la restauration du périnée. Toute tuméfaction avait disparu, et la déchirure paraissait beaucoup moins grande qu'avant la disparition de l'œdème. La plaie représentait un losange, dont le grand axe allait du vagin au rectum, très près de l'anus (1/2 centimètre à peine). Le sphincter n'avait pas été sérieusement intéressé, car il n'y avait pas d'incontinence des matières fécales. La plaie, dans toutes ses parties était restée rose et bourgeonnante.

Il y avait donc peu de chose à faire pour avoir un avivement suffisant, et c'est ce qui nous décida à tenter de suite la réunion par un procédé très simple et presque primitif. Avec un bon bistouri, je complétai l'avivement au fond de la plaie, sur les bords de la peau, et surtout avec beaucoup de soin, sur les bords de la muqueuse vaginale. Voyant que les parties se rapprochaient sans difficulté, je renonçai à faire les points de suture profonds, et me contentai de six points de suture entrecoupée avec des fils d'argent fins : quatre points rapprochant les bords cutanés, et deux points les bords de la muqueuse vaginale. Entre ces deux ordres de suture, la ligne de réunion était interrompue par une sorte de tubercule, d'éperon assez irrégulier, mais sur lequel les surfaces saignantes étaient très suffisamment adossées.

Sur la ligne de réunion, on plaça un petit rectangle de tarlatane, imbibé d'eau oxygénée, légèrement enfoncé dans le vagin et pendant jusqu'à l'anus. Il fut recommandé à la garde de verser fréquemment de l'eau oxygénée sur la tarlatane, sans la déranger, et surtout sans écarter les cuisses de la malade, qui pour plus de sûreté, furent liées avec une serviette. La malade avait été largement purgée la veille, et avait pris un lavement avant l'opération. Elle prit à quatre heures d'intervalle, deux pilules de 0 05 centigrammes d'extrait thébaïque, et un de nos confrères fut chargé de la sonder deux fois par jour.

Le matin du 4ᵉ jour, j'enlevai les fils. La réunion était parfaite, sauf au niveau du premier point de suture, dans le vagin, à l'angle supérieur de la plaie. Il reste là un petit orifice, qui donne un peu de pus, quand on appuie sur le périnée. Je n'ai pas voulu encore explorer avec le stylet ce petit trajet fistuleux, qui je l'espère ne persistera pas.

CHAPITRE IV.

PROPHYLAXIE DES DÉCHIRURES PÉRINÉALES.

Nous nous étendrons peu sur cette question, qui est bien connue, et traitée dans tous les livres classiques. Aussi, ne ferons-nous qu'en indiquer les points les plus importants, de manière à rendre cette étude plus complète.

Prédisposition à la déchirure.

Comme le dit M. le professeur Pajot : « il y a des périnées voués à la déchirure ; en général, les périnées dont la peau est souple et élastique se prêtent à la dilatation, et ne se déchirent pas ; ceux-là, on pourrait se passer de les soutenir. Il y a des périnées dont la peau est sèche, rude : ils éclatent. De même qu'il y a chez ces mêmes femmes des vergetures plus nombreuses sur le ventre ; d'autres, au contraire, après plusieurs accouchements, présentent un ventre uni. Les périnées qui sont épais, peu élastiques, comme chez les primipares âgées, par exemple, se déchirent facilement ; il en est de même des périnées qui tout en étant longs et minces, sont secs ; tandis que les périnées souples ne se déchirent pas. » (*Gazette obstétricale*, 1875).

Utilité de soutenir toujours le périnée.

Prédisposé ou non à la déchirure, le périnée doit être soutenu au moment du dégagement de la tête ; c'est même à peu près la seule intervention utile du médecin dans la plupart des accouchements. Dans un travail normal et régulier, c'est au moment où la tête, descendue sur le plancher périnéal, fait bomber celui-ci, dilate l'orifice vulvaire, en déplissant les grandes et les petites lèvres ; c'est quand cet orifice présente des bords réduits à leur extrême minceur, et tout prêts à se fendre, que l'accoucheur doit se trouver là, et user de toute son habileté pour éviter cet accident.

Il faut toujours soutenir le périnée.

Et d'abord, faisons prompte et bonne justice des manœuvres prémonitoires, destinées à dilater la vulve avant la période d'expulsion. On a conseillé jadis ce qu'on a appelé le *petit travail*, et qui consiste, dans le cours de la période de dilatation, à écarter, de temps en temps, les bords de l'orifice vulvaire avec les doigts ; quelques auteurs ont même préconisé l'emploi du forceps, dans le but unique de ralentir l'expulsion du fœtus en retenant la tête avec l'instrument. D'une manière générale, il faut laisser la patiente à l'effort de la nature ; toutes ces manœuvres, douloureuses, n'ont d'autre résultat que d'enlever le mucus qui humecte les parties génitales, et favorise la progression de la tête ; elles rendent le vagin et la vulve secs, et les mettent dans les conditions les plus favorables pour la déchirure. Tout au plus convient-il, si le périnée est sec, rigide, si des interventions indispensables ont asséché le vagin, d'oindre les parties génitales de la parturiente avec un peu d'huile ou de vaseline. Lorsqu'on a une bonne présentation, que le diagnostic est assuré, le règle absolue est de s'abstenir, de ne pas toucher la femme, et de laisser à la nature seule le soin de l'expulsion de l'enfant.

Pourquoi et comment il faut soutenir le périnée.

Quant à la manière de soutenir le périnée, voici comment la recommandent les livres les plus récents d'obstétrique : le principe de cette manœuvre ne consiste pas uniquement à renforcer le périnée aminci de toute l'épaisseur de la main ; il est évident qu'alors on pourrait seulement éviter les ruptures centrales, en augmentant la résistance du plancher périnéal ; et c'est en se bornant à cette manœuvre que certains accoucheurs ont vu celui-ci leur éclater sous la main. Il faut chercher autre chose. La main, appliquée sur le périnée pendant le travail d'expulsion a pour but : d'une part, de le soutenir et de le renforcer ; d'autre part, de ralentir la progression de la tête et de lutter contre les efforts d'expulsion trop violents ; en troisième lieu, de défléchir la tête fœtale, et de la diriger en avant sous la symphyse, suivant l'axe du détroit inférieur ; enfin, en quatrième lieu, elle doit favoriser la dilatation de la vulve en la moulant, pour ainsi dire, en la déplissant sur la tête. En un mot, elle doit aider les divers temps que doit accomplir le travail régulier, modérer la rapidité de l'expulsion, et permettre aux parties génitales de se dilater lentement, sans crainte de rupture brusque.

Pour remplir ces différentes conditions, voici comment il convient de pratiquer ces manœuvres un peu complexes : l'accoucheur, placé à droite de la patiente, glisse sa main droite par-dessous la cuisse de la femme ; il applique en plein la paume de la main sur le périnée, de manière à ce que la fourchette corresponde à la commissure qui sépare le pouce de l'index ; la tête fœtale devra glisser entre ces deux doigts : pendant qu'avec la paume de la main, il double et soutient le périnée, arrête la tête de l'enfant et la dirige dans l'axe du détroit inférieur en la défléchissant, ses doigts, le pouce d'un côté, l'index et le médius de l'autre, attirent un peu en dehors et en bas les bords de l'orifice vulvaire, afin de les dilater en avant de la tête fœtale et d'attirer vers la commissure vulvaire où doit se porter presque tout l'effort, le plus possible de tissus. De cette façon, la fourchette, point le plus faible de l'orifice vulvaire, se trouve dans les meilleures conditions de résistance. Enfin, au cas où les contractions utérines, extrêmement violentes, pousseraient la tête avec une telle force que la seule main droite devînt insuffisante, l'accoucheur devra appliquer sa main gauche, par-dessus la cuisse de la femme, sur la tête de l'enfant, de manière à augmenter la résistance qui s'oppose à la sortie trop rapide des parties fœtales, et à empêcher l'éclatement de l'orifice vulvaire par une dilatation trop brusque.

Dans la version, dans l'application du forceps, les mêmes précautions devront être prises. Aussi, dans ces conditions, est-il utile, à défaut de l'assistance d'un confrère ou d'une sage-femme, de se faire aider par une personne étrangère à l'art, en lui indiquant à l'avance la manière dont il leur faut soutenir le périnée. De son côté, l'accoucheur devra faire ses efforts pour éviter la dilatatation trop brusque du périnée : dans la version, il fera avec le plus grand soin le dégagement des épaules, qui peut quelquefois produire une simple éraillure de la fourchette ; cette éraillure servirait d'amorce pour une déchirure vraie du périnée pendant le passage de la tête.

Dans l'application du forceps, on devra exercer des tractions lentes, modérées, et souvent, au moment du dégagement de la tête, on aura soin au contraire de résister avec le forceps à la sortie trop brusque du fœtus ; on sait d'ailleurs combien sont fréquentes les déchirures du périnée pendant les applications du forceps, ce qui tient, d'une part, à l'assèchement de la vulve par suite des manœuvres nécessaires, d'autre part à l'insuffisance de la protection du périnée. Nous ne rappelons que pour mémoire les autres opérations obstétricales, qui à ce point de vue exigeront du médecin des précautions encore plus attentives.

Grâce à ces manœuvres, on évitera toujours et à coup sûr les déchirures centrales du périnée ; et si elles n'empêchent pas les éraillures, pour ainsi dire physiologiques, tant elles sont fréquentes, de la commissure vulvaire, du moins elles limiteront les dégâts, elles éviteront les grands délabrements dont le dernier terme est la rupture du périnée et de la cloison recto-vaginale.

Incisions libératrices.

Supposons que malgré toutes les précautions sus-indiquées, la tête du fœtus soit tellement volumineuse, l'orifice de la vulve, tellement étroit ou rigide, que l'on juge impossible le dégagement de la tête sans lésions du périnée : ces cas ne sont pas rares. Certes, dans de pareilles conditions, rien n'autorise à sacrifier l'enfant, ce qui a été fait, à ma connaissance ; la question n'est pas douteuse : au risque de blesser la mère, il faut sauver la vie de l'enfant. En présence d'un pareil fait, qui se présente rarement dans la pratique, il faut aller au-devant du danger, et préférer à une blessure inévitable, à une déchirure toujours irrégulière, et qui peut intéresser des organes importants tels que le périnée et le sphincter anal, il faut préférer une intervention chirurgicale, qui donnera une lésion plus nette et qui permettra d'éviter ces organes. Il faudra recourir aux incisions libératrices.

Méthode de Paul Dubois.

Deux méthodes sont en présence : l'ancienne, recommandée par Paul Dubois, consiste à faire sur les parties latérales de la vulve, de chaque côté de la fourchette, au-dessous de leur partie moyenne, qui correspond à l'embouchure des glandes de Bartholin, deux petites incisions, avec des ciseaux glissés à plat entre la tête et les bords amincis de la vulve. On espère ainsi, au cas où ces incisions s'agrandiraient, qu'elles s'étendront vers la racine de la cuisse, où ne peut être lésé aucun organe important. S'il en était toujours ainsi, rien n'indiquerait d'abandonner cette méthode, car ces deux petites incisions latérales, une fois les parties revenues sur elles-mêmes, deviennent insignifiantes, ne donnent lieu à aucune hémorrhagie sérieuse, laissent intact le système des muscles du périnée, et enfin se cicatrisent spontanément, sans la moindre intervention chirurgicale. Malheureusement, on a vu des cas où, loin de prendre la direction des incisions latérales, les déchirures gagnaient le périnée. Le docteur Laville (de Gaillac), a publié une observation qu'on nous permettra de résumer, et dans laquelle une déchirure complète du périnée se fit par une des incisions latérales de Paul Dubois.

Observation IV. — Déchirure complète du périnée, malgré les incisions latérales. — Restauration immédiate. — Guérison (*Annales de Gynécologie*, 1879, p. 161.)

Primipare : Accouchement à terme. Après trente heures de travail survient de l'inertie utérine; deux applications de forceps à cinq heures d'intervalle. Au moment du passage de la tête, le périnée étant près de se rompre, on pratique les deux incisions latérales classiques. La tête n'a pas exécuté son mouvement de rotation interne, et se présente obliquement à la vulve, l'occiput tourné vers l'aine gauche. Large déchirure du périnée suivant l'une des incisions latérales, et arrivant jusqu'à un demi centimètre de l'anus. Trois points de suture réunissent les bords immédiatement : le soir, rétention d'urine et cathétérisme. A la suite, paralysie partielle du membre droit.

Le deuxième jour, lochies saniennes pendant six jours.

Le troisième jour, la malade a pu uriner seule.

Le septième jour, on enlève les points de suture : la réunion du périnée est complète.

Méthode de M. Tarnier.

La seconde méthode est celle de M. Tarnier. Elle consiste à fendre directement le périnée au niveau de la commissure vulvaire, mais en dirigeant l'incision un peu obliquement, de façon à éviter le rectum et les sphincters de l'anus. On a ainsi une fente périnéale, mais elle est régulière, comme toutes les incisions chirurgicales, et surtout, même dans les délabrements les plus étendus, on est sûr, par cette méthode, d'éviter la rupture de la cloison recto-vaginale; on a tout au plus une déchirure complète du périnée, qui, tant par ses rapports anatomiques que par la netteté de ses bords, se trouve dans les meilleures conditions pour la réunion immédiate.

Certes, en pareille matière, l'autorité de M. Tarnier est considérable. Pourtant, bien que notre expérience personnelle ne nous permette pas d'être affirmatif à cet égard, nous avouons que cette incision périnéale préventive est une ressource qu'on fera bien de n'utiliser que dans les cas exceptionnellement graves. Si elle laisse intacts le sphincter anal et les fonctions du rectum, elle détruit le système musculaire vulvaire, et, de plus, elle exige à sa suite une véritable opération, bonne il est vrai, mais qui ne donne pas des succès à coup sûr. Aussi, pour la grande majorité des cas, préférons-nous encore les incisions de Paul Dubois, qui n'exigent que quelques soins de propreté, et qui se cicatrisent facilement sans, pour ainsi dire, laisser de traces.

CHAPITRE V.

SUR LE TRAITEMENT DES DÉCHIRURES PÉRINÉALES.

Modes de traitement.

Cette question peut se résumer en trois méthodes :

1° L'abstention de toute tentative opératoire immédiate, **avec** quelques précautions destinées à favoriser l'accolement des surfaces déchirées, et des soins de propreté.

2° La cautérisation des parties rompues, prolongée pendant longtemps, de manière à obtenir une forte rétraction cicatricielle, qui rende à peu près à la région sa forme et ses fonctions.

3° La réunion par première intention, tentée immédiatement après l'accouchement, soit par l'application de serre-fines, soit par des sutures.

Favoriser la réparation par la simple position.

L'abstention pure et simple, le rapprochement des cuisses, et quelques lotions vaginales sont le traitement qui demeura classique jusqu'au commencement de ce siècle ; encore aujourd'hui, ils constituent la pratique de la plupart des médecins. Cette méthode est commode, elle a donné, au moins dans les observations pu-

bliées, quelques résultats avantageux, suffisants pour sauve-
garder la responsabilité de l'accoucheur ; et elle n'exige, ni la
décision, ni l'autorité que réclame une intervention active.
« Ordinairement, dit M. Eug. Bœckel, le médecin trop content
d'avoir terminé un accouchement difficile, et désireux d'éviter
à sa malade une nouvelle secousse, se borne à recommander
une position convenable, et s'en remet aux efforts de la nature. »
(*Gazette méd.* de Strasbourg, 1873). Rien de plus facile en effet,
que de suivre cette pratique, que nous trouvons décrite dans
une assez bonne thèse de Strasbourg : « Par défaut ou ineffi-
cacité de soins, dit le Dr Grandys, on a une déchirure du périnée et de la cloison recto-vaginale. Le traitement qu'il convient de suivre, dans le premier moment, consiste à faire coucher la malade sur le côté, et à rapprocher les jambes dans un
état de demi-flexion. Les parties ainsi placées se trouvent dans
le contact le plus exact, et, par conséquent, dans les conditions
les plus favorables à la réunion des lèvres de la division. On
doit recouvrir ensuite la plaie de plumasseaux de charpie sèche,
ou imbibée d'une décoction émolliente, et d'un cataplasme de
même nature, et assujettir le tout avec un bandage en T. Il
faut entretenir la liberté du ventre, plutôt au moyen de laxatifs
doux que par des lavements; enfin, on ne doit pas oublier de
réitérer les injections dans le vagin, pour y empêcher le séjour
des lochies ; tenir la malade à un régime sévère, et combattre
les accidents inflammatoires et la rétention ou la difficulté
d'uriner par des moyens appropriés. » (Grandys, thèse de
Strasbourg, 1835. *Dissertation sur la rupture du périnée et de
la cloison recto-vaginale*). Aujourd'hui, il serait bon de rempla-
cer la charpie sèche et les injections émollientes par des lotions
et des pansements antiseptiques, de façon à prévenir plus sûre-
ment les accidents inflammatoires et autres complications infectieuses qui pourraient se manifester.

Pour les déchirures incomplètes du périnée, on ne peut nier

la possibilité de la réparation spontanée, qui a été affirmée par
tous les chirurgiens (Velpeau, cas dus à Thymœus, Deleurye,
Ritchen, Puzos d'Outrepont ; Trainel et Duparque, *Journal
général de Médecine*, IV, 427 ; Huguier, *Bull. de la Soc. de
Chirurgie*, 1849). Nous avouons n'en avoir jamais été témoin.
Pourtant, la lecture de ces observations nous a toujours laissé
un doute dans l'esprit, dans la plupart d'entre elles, on note une
réparation à peu près complète, avec quelques points qui ne se
cicatrisent que par seconde intention. Or on sait combien, après
l'accouchement, les parties génitales reviennent vite sur elles-
mêmes ; ne pourrait-il se pas se faire qu'une fois ces organes
décongestionnés, telle déchirure qui au moment de l'accident
avait offert une certaine dimension, se trouve réduite des deux
tiers au bout de quelques jours par le simple retrait des parties
molles ? Toujours est-il qu'une déchirure du périnée, exposée
aux liquides plus ou moins altérés qui s'écoulent de l'utérus,
nous paraît moins favorisée que toute autre lésion pour la réunion immédiate par le simple rapprochement des cuisses. Aussi,
même pour les déchirures incomplètes, croyons-nous que l'on
s'exposerait à de fréquents insuccès, en se contentant de l'abstention pure et simple, avec l'espoir d'obtenir la restauration
du périnée.

Quant à la rupture de la cloison recto-vaginale, le simple
rapprochement des cuisses est absolument impuissant à la
réparer (Dieffenbach, Roux, Hüe, Bœckel) : « les bords de la
déchirure dit ce dernier, se cicatrisent, mais jamais ne se réunissent. » La cicatrisation rejoint séparément les muqueuses rectale et vaginale, mais en laissant un cloaque, par suite de la
disparition de la cloison. Une rupture totale du périnée ne peut
être réparée que par une intervention chirurgicale.

Cette méthode suffira quand on aura affaire à une éraillure
de l'orifice vaginal, à une légère déchirure de la fourchette ;
encore, à la condition que l'accouchée soit entourée des soins

antiseptiques les mieux conçus, faute desquels elle se trouverait exposée aux inoculations infectieuses.

Il faut pourtant noter que les ruptures centrales du périnée guérissent en général spontanément. « Dans les déchirures centrales, écrit Roux, la nature livrée à ses propres forces peut faire des efforts salutaires. Que dis-je? Constamment alors la déchirure disparaît, les parties se consolident sans réunion superficielle, sans suture. » (*Quarante années de pratique chirurgicale.* T. II. n. 378). Dans la thèse de M. Albert Morand (th. de Paris, 1869, sur les déchirures centrales du périnée) la plupart des cas publiés se sont heureusement terminés sans intervention.

Réparation par les cautérisations répétées et la rétraction cicatricielle.

Nous ne parlerons que pour mémoire de la méthode des cautérisations. Sédillot, le premier, la conseilla ; Velpeau, en 1832, en obtint quelques avantages : Jules Cloquet (*Gaz. méd.* de Paris, 1856, T, X, p. 133 et 278) reprit cette idée, l'appliqua utilement, et la préconisa. Dans cette pratique, on ne fait aucune tentative de réunion par première intention. Les surfaces de la déchirure sont largement exposées, et touchées de temps en temps, soit avec le cautère actuel, soit avec les caustiques, principalement avec le nitrate d'argent. Cette méthode est peu dangereuse; elle n'expose pas la vie de l'accouchée. Mais elle est douloureuse, exige plusieurs mois de traitement pour arriver au résultat désiré; et finalement, elle donne une cicatrice épaisse, dure, sans souplesse, qui par sa rétraction peut rendre à la vulve ses dimensions normales, mais qui ne restaure pas le périnée.

Jules Cloquet a cité des cas de rupture totale, avec cloaque, où les femmes, d'abord incapables de retenir les matières intestinales, finissaient par conserver les matières solides, et ne gardaient d'incontinence que pour les gaz et les matières liquides. Ce résultat peut être du en effet au travail de cicatrisation, mais il importe d'y adjoindre un autre facteur important: dans les cas de cancer du rectum, après l'ablation de l'extrémité inférieure de celui-ci, on constate de l'incontinence des matières fécales, par suite de la destruction complète des sphincters de l'anus; mais au bout de quelques mois, les opérés finissent par retenir leurs selles ; ce fait est dù à ce que les fibres circulaires de l'extrémité inférieure du rectum finissent par s'épaissir, se multiplier, et faire l'office de sphincter anal. Ce mécanisme pourrait être invoqué dans les cas de J. Cloquet.

Pour notre compte, nous avons observé une malade traitée par cette méthode, et qui ne guérit de son incontinence que par la périnéorrhaphie, pratiquée par M. Labbé.

OBSERVATION V. — Rupture totale du périnée, avec incontinence des matières stercorales. Cautérisations prolongées pendant 18 mois; persistance du cloaque. Guérison par la périnéorrhaphie. (Personnelle.)

Mme X..., âgée de 36 ans, à la suite d'un accouchement terminé par la version eut une déchirure complète du périnée et de la cloison recto-vaginale. Aucune tentative de réunion immédiate ne fut faite : on se contenta de rapprocher les cuisses avec une alèze, en séparant les genoux par un tampon d'ouate, et de faire quelques injections vaginales émollientes. Les suites de couches furent heureuses ; mais le périnée ne se restaure pas, et le médecin eut recours aux cautérisations avec le nitrate d'argent. Pendant dix-huit mois, cette femme, qui ne pouvait retenir que des matières solides et qui dut se soumettre à un usage immodéré de l'opium pour se constiper, fut cautérisée une ou deux fois par semaine, et garda le lit pendant ce long espace de temps. Au bout de dix-huit mois, le médecin ordinaire, poussé par la famille, fit appeler M. Labbé, qui pratiqua la périnéorraphie avec un succès complet.

Cette femme, rentrée en mars 1882 à l'hôpital Beaujon pour un polype de l'utérus a un périnée très bien constitué; l'incontinence n'a jamais reparu, et l'opérée est accouchée une fois depuis l'opération sans inconvénient.

De la réunion immédiate.

Nous n'avons pas à revenir sur les raisons qui militent en faveur de la réunion par première intention, immédiatement après la déchirure du périnée; nous en avons discuté, dans un chapitre spécial, les indications et les contre-indications.

Aussi, nous contenterons-nous maintenant d'apprécier les procédés employés pour obtenir cette réunion.

Ces procédés peuvent se résumer en deux principaux :

1° L'application des serre-fines;

2° L'emploi de la suture, avec toutes ses variétés. Les serre-fines ne sont guère employées qu'en France, pour les déchirures du périnée après l'accouchement; ce moyen est utilisé dans la plupart des services d'accouchements de Paris; MM. Guyon Siredey, Trélat, Depaul s'en sont faits les promoteurs, et plusieurs thèses ont été déjà écrites sous leur inspiration (Th. de Montfort, 1869; de Bourgeot, 1872; de S. Miffré, 1873; de Teudet, 1878). Les Allemands (Schrœder), les Anglais et les Ecossais (James Young, Barnes) préfèrent la suture et ne se servent que rarement des serre-fines. Nous espérons montrer que ce moyen, facile à employer, peut rendre de grands services dans l'immense majorité des cas.

Emploi de serre-fines.

C'est Danyau qui eut le premier l'idée d'appliquer à la restauration du périnée les serre-fines, que Vidal (de Cassis) avait imaginées pour la circoncision. Voici comment il rendit compte de son premier essai : « Il y a dix jours une jeune femme accouchée à la Maternité eut une déchirure du périnée, avec entamure anale de la peau. Un seul point de réunion existait d'un centimètre environ, et une sorte de chevauchement semblait s'opposer à la réunion immédiate; je me contentai de

placer quatre serre-fines sur le périnée. La réunion était faite
le lendemain, et 65 heures après, les serre-fines étaient reti-
rées : j'introduisis un doigt dans le vagin, et reconnus que
toute son épaisseur qui avait été déchirée, s'était réunie
également. (*Bulletin de la Soc. de Chir.*, 1849, p. 433.)

Aujourd'hui encore, les serre-fines de Vidal (de Cassis)
dans ses différents modèles sont à peu près uniquement employées ; en général, on en place trois ou quatre grosses sur le
périnée, d'autres plus fines sur la muqueuse vaginale, de
manière à mieux affronter les parties profondes de la déchirure,
et à rendre la coaptation plus solide. Les serre-fines ordinaires,
fixées aux tissus uniquement par un ressort et les petites pointes
en dents de souris qui garnissent l'extrémité aplatie de leurs
branches, ont l'inconvénient de glisser facilement et peuvent
tomber d'elles-mêmes, avant que la réunion ne soit suffisante ;
en outre, le pincement qu'elles provoquent est parfois douloureux et assez mal supporté des malades, pour qu'on soit forcé
d'abandonner leur emploi (Polaillon) ; enfin, elles peuvent, par
une compression trop longtemps prolongée, déterminer des
points de sphacèle.

Serre-fines à pointes du docteur Créquy.

M. le docteur Créquy (*Traité de chir. gynéc.*, de Churchill,
annoté par Leblond), a imaginé des serre-fines, destinées
uniquement à réparer les déchirures du périnée après l'accouchement ; et nous ne saurions trop les recommander aux
praticiens et aux sages-femmes, tant par la simplicité de leur
application, que par l'efficacité de leur emploi. Elles se com-
posent comme les autres, d'un petit ressort, soutenant deux
branches métalliques croisées, qui s'écartent l'une de l'autre
quand on presse sur elles, et qui se rapprochent d'elles-mêmes
quand on ne les tient plus ; mais, au lieu d'être terminées

par une surface garnie de pointes en dents de souris à leur
extrémité, les branches se terminent par une seule pointe, très
aiguë, qui est destinée à entrer profondément dans les tissus,
au lieu de rester à leur surface, comme les serre-fines ordinaires. Les serre-fines à pointes de M. Créquy sont de plusieurs
grandeurs ; leur grand avantage consiste à fixer solidement les
parties réunies sans crainte de sphacèle par compression ; les
tissus ne peuvent être étranglés par la pression du ressort qui
n'agit que pour rapprocher les pointes, et non pour comprimer
les parties molles. Celles-ci, d'ailleurs, peuvent, au cas où elles
s'enflammeraient, se développer entre les branches ; et au cas
où, au contraire, elles reviendraient sur elles-mêmes, comme
il arrive presque toujours, la coaptation des surfaces accolées
n'en est pas moins bien assurée.

Mode d'application des serre-fines.

Le mode d'application des serre-fines est fort simple. Le
plus commode, le moins employé peut-être est le suivant : la
femme sera couchée sur le côté, dans la position adoptée par
les Américains et les Anglais pour l'examen des parties génitales comme pour l'accouchement ; une des jambes, celle qui
correspond à la surface du lit, sera étendue, l'autre fléchie sur
la cuisse et celle-ci sur le bassin, de manière à bien découvrir
la région périnéale. Les bords de la déchirure écartés, les
surfaces saignantes seront régularisées, débarrassées des
caillots, bien étanchées et lavées largement avec une solution
antiseptique. Le chirurgien, laissant tomber l'une sur l'autre
les surfaces de la déchirure, saisira largement entre le pouce
et l'index de la main gauche les bords de celle-ci, de manière
à en corriger l'ectropion qui tend à se produire ; et ceux-ci bien
affrontés, de l'autre main il appliquera les serre-fines, les
plus fortes sur le périnée, de la fourchette vers l'anus ; chacune

des pointes pénètrera dans les tissus à un bon centimètre des bords de la déchirure, de façon à ce que l'accolement profond soit bien assuré; elles seront placées à un demi-centimètre les unes des autres. En général, trois ou quatre de ces serre-fines suffiront pour restaurer le périnée. Quelques chirurgiens, parmi lesquels nous pouvons citer M. Péan (*Leçons de clinique chirurgicale*), se contentent de réparer le périnée et ont enregistré des succès. Il est plus sûr de fermer complètement la plaie et d'appliquer quelques autres serre-fines plus petites sur le bord vaginal de la déchirure; de cette façon, on évite que les liquides de l'utérus ne s'infiltrent entre les surfaces accolées et ne fassent manquer la réunion. La douleur qui accompagne l'application des serre-fines de M. Créquy disparaît vite.

Si, d'après l'habitude française, on laisse la femme couchée sur le dos, l'application de celle-ci sera un peu plus laborieuse; les doigts ne suffiront pas à coapter les lambeaux, et on devra se servir d'une pince à disséquer ou d'une pince à griffe; de plus, le sang qui s'écoulera constamment sur la commissure vulvaire ne permettra, ni de voir nettement, ni de bien nettoyer les surfaces de la déchirure.

Le même *modus faciendi* est applicable aux serre-fines ordinaires, un peu plus difficiles seulement à poser. Elles seront laissées en place un jour ou deux; M. Montfort conseille de ne pas dépasser 74 heures, moins de 24 heures, on s'expose à un insuccès.

Quant au moment le plus favorable pour leur application, on recommande de laisser passer une ou deux heures après l'accouchement; immédiatement après l'accident, on court le risque d'avoir une hémostase incomplète et une accumulation de caillots en arrière de la ligne de réunion, ce qui compromet la réunion par première intention. Plus de douze heures après la production de la déchirure, les surfaces exposées aux impuretés de l'air ont pu s'inoculer de germes, et malgré les lavages antiseptiques, elles ont moins de chances de se réunir.

L'usage des serre-fines est d'une excellente pratique dans la grande majorité des cas. Les statistiques données lui sont très favorables : sur 87 cas, M. Guyon obtient 52 réunions complètes, 23 réunions incomplètes et 12 insuccès ; M. Montfort sur 70 cas, enregistre 57 succès, 3 succès incomplets et 10 insuccès. Il faut dire que l'on ne tient compte, dans ces statistiques, ni du degré de la déchirure, ni des conditions dans lesquelles elle s'est produite : on ne sait si elle s'est produite brusquement, ou après un traumatisme prolongé.

Concurremment avec les serre-fines, on prendra certaines précautions, destinées à favoriser la réunion immédiate : c'est ainsi que les femmes seront maintenues couchées sur le côté, pour éviter l'écoulement des lochies sur la ligne de réunion; des lotions antiseptiques seront fréquemment renouvelées; le périnée sera immobilisé, en fixant avec une alèze les cuisses rapprochées l'une de l'autre, et légèrement fléchies sur le bassin.

De la réunion par la suture.

Si les serre-fines suffisent pour les déchirures du périnée qui n'intéressent pas directement le sphincter anal, la suture seule peut remédier aux ruptures totales, quand il existe de larges surfaces déchirées, et que la cloison recto-vaginale est détruite.

Les fils de lin et de soie, les fils métalliques de plomb ou d'argent, le catgut, le crin de Florence, ont été successivement employés. Aujourd'hui, on se sert surtout du crin de Florence et des fils d'argent. Ceux-ci sont solides, bien tolérés par les tissus et ne provoquent jamais la moindre irritation. Il en est de même des crins de Florence.

4

Emploi des fils de catgut.

Nous ferons une mention particulière des fils absorbables : la propriété remarquable que possède le catgut de se résorber à l'intérieur des tissus pourrait tenter le chirurgien qui, une fois les sutures posées, n'a plus à s'en occuper et qui évite à sa malade des recherches laborieuses, quelquefois compromettantes pour la réunion immédiate, quand il faut retirer les fils. Sur le périnée et la cloison recto-vaginale, les surfaces que l'on veut réunir ne sont pas tiraillées, et les sutures servent surtout à maintenir celles-ci dans un affrontement régulier ; quand le catgut est résorbé, c'est-à-dire au bout de 3, 4 ou 5 jours, la réunion immédiate doit être assurée, et les parties blessées n'ont plus besoin d'être maintenues. M. Mollière (de Lyon) s'en est fait le promoteur, à propos d'une observation d'autoplastie de la région génitale, faite, il est vrai, en dehors de l'accouchement, et dans laquelle il ne fit que des sutures au catgut; on nous permettra d'en donner le résumé :

OBSERVATION VI. — Prolapsus utérin ; renversement complet du vagin ; ulcération du col. — Colporrhaphie et périnéorrhaphie (*Lyon médical*, 1878).

Femme de 65 ans, qui à la suite de nombreuses grossesses eut un prolapsus utéro-vaginal énorme. Quand la malade est debout, on voit pendre, entre ses jambes, une saillie conique de 15 centimètres de long, formée par le vagin renversé, dont la muqueuse desséchée a pris l'aspect de la peau; le prolapsus reparaît au moindre effort de toux, dans le décubitus dorsal.

Opération de colporrhaphie et de périnéorrhaphie le 5 avril; la réunion est faite avec des sutures de catgut : quatre points de suture enchevillée au niveau de la fourchette ; points de suture entrecoupée pour le reste.

Le 13 avril, huit jours après l'opération, les bouts de sonde de la suture enchevillée sont tombés.

La région opérée est examinée le 16 avril : les parties sont réunies par première intention, sans la moindre réaction générale ; aucune trace de fils de catgut.

Ce succès de M. Mollière nous a récemment engagé à pratiquer la périnéorrhaphie avec le catgut chez une nouvelle accouchée.

OBSERVATION VII. — Déchirure incomplète du périnée à la suite d'une application de forceps. — Périnéorrhaphie avec les fils de catgut. — Insuccès. (Personnelle).

Une jeune femme de 23 ans, primipare, entra à l'hôpital Beaujon eu octobre 1882 pour accoucher. Le forceps dut être appliqué, par suite d'une inertie utérine. L'application des fers donna lieu à une déchirure incomplète, intéressant le vagin et le périnée sur une longueur de 3 centimètres, sans aucune lésion du sphincter anal. Cette lésion donna lieu à une hémorrhagie assez abondante, et difficile à arrêter; nous dûmes laisser une éponge phéniquée entre les surfaces déchirées, pendant environ une demi-heure. Une heure après la délivrance, l'hémostase obtenue, nous fîmes cinq sutures entrecoupées, à un demi-centimètre les unes des autres avec du catgut n° 1, préalablement ramolli dans l'eau phéniquée. L'opération se fit rapidement et avec une grande facilité ; nous injectons dans le vagin environ un litre de la solution phéniquée faible, et faisons placer une compresse de tarlatane, imbibée de la même solution entre les cuisses de la malade qui furent fixées par une alèze, et soulevées par un coussin glissé sous les genoux.

Le lendemain matin, rétention d'urine, cathétérisme. Lavages avec la solution phéniquée faible. La malade ne souffre pas ; les lochies s'écoulent bien.

Pendant trois jours, l'état fut bon ; localement, les parties suturées semblaient tout-à-fait réunies.

Le matin du 4ᵉ jour, nous trouvâmes les sutures complètement relâchées, la plaie largement ouverte, et encore adhérents aux bords, les débris du catgut dont l'anse était résorbée. Pas le moindre gonflement inflammatoire au niveau des parties déchirées.

La malade sortit 15 jours après, remise de ses couches, sinon de sa déchirure.

M. le docteur Eustache (de Lille), dans une lettre qu'il a bien voulu nous adresser, rejette les sutures au catgut: « J'ai recours aux sutures d'argent, nous écrit-il; à l'exemple de M. Mollière (de Lyon) j'ai essayé déjà à deux reprises différentes les sutures au catgut, auxquelles j'ai dû renoncer, cette substance se ramollissant trop vite, surtout quand une partie de la suture est exposée à l'air et est baignée par une quantité considérable de liquides. Je ne crois donc pas à l'avantage des sutures de catgut dans la périnéorrhaphie immédiate. » — « En général, dit M. Eug. Bœckel, je rejette le catgut pour les sutures, parce qu'il se dissout d'ordinaire trop vite avant une réunion solide. Je l'emploie encore quelquefois au fond du vagin ou du rectum (dans la practo-périnéorrhaphie), parce qu'on n'est pas obligé d'écarter violemment les parties pour retirer ces sutures; mais j'ai soin d'y adjoindre des sutures de soie ou de fils d'argent, pour maintenir la coaptation au delà du troisième jour. » (Communication particulière).

A l'exemple de M. Bœckel, nous pensons que l'emploi du catgut doit être limité aux parties profondément situées, et dans le cas particulier qui nous occupe, à la suture du bord rectal de la déchirure.

De la suture enchevillée.

Ce fut un grand progrès, le jour où Roux (1832) appliqua la suture enchevillée ou suture emplumée à la restauration du périnée. Ce mode de réunion est encore celui qui assure le mieux l'accolement des parties profondes; elle soutient solidement le périnée; elle peut être laissée en place aussi longtemps qu'il sera nécessaire, sans crainte de sphacèle par compression; elle constitue le moyen fondamental de la réunion dans les ruptures totales. Accessoirement on complètera la coaptation des bords avec des sutures ordinaires; la suture enchevillée ne sera enlevée qu'en dernier lieu, quand la réunion sera complète.

Ici, deux questions doivent être posées : quand la déchirure a intéressé la muqueuse rectale et l'anus, faut-il les suturer, et de quelle manière ?

Suture du rectum.

Dans les deux observations que nous a confiées M. Brechennier, la muqueuse du rectum ne fut pas suturée, et la réunion par première intention eut lieu. Cette pratique n'est pas acceptée et l'année dernière, à la Société de chirurgie, MM. Trélat, Verneuil et tous les chirurgiens qui prirent part à la discussion considérèrent comme dangereux de ne pas fermer le rectum, et attribuèrent l'insuccès si fréquent des périnéorrhaphies à la contamination des tissus par les gaz et les matières fécales ; pour eux, la persistance d'une fistule recto-vaginale, si fréquente, est due à cette cause. En présence d'une presque unanimité, on ne peut que conseiller la suture rectale, comme une des conditions principales du succès.

Suture du sphincter anal. — Théorie d'Emmet.

On a fait grand bruit, ces dernières années, du danger que l'on courait en restaurant le périnée, sans se préoccuper du sphicter anal rompu ; et après Emmet, M. Jude Hüe (de Rouen) dans un mémoire adressé à la Société de Chirurgie a insisté sur la persistance d'une incontinence de matières fécales, après une réparation fort satisfaisante au premier abord de la cloison recto-vaginale. Un cas. qu'il avait observé à Womens-Hospital, chez une femme opérée depuis trois ans, et qui malgré la périnéorrhaphie conservait une incontinence des gaz et des liquides a été le point de départ de ce travail. — Qu'on nous permette de reproduire la théorie d'Emmet, telle qu'elle a été présentée par M. Hüe, dans son mémoire (*Arch. de Tocologie*, 1876): « A la suite de la déchirure du périnée, les fibres musculaires du sphincter anal, rompues à leurs attaches supérieures, ou si l'on veut à leur entrecroisement avec les fibres du constricteur du vagin, se rétractent en arrière de l'anus, vers leurs attaches inférieures, et tendent à prendre une direction horizontale, en avant du coccyx. Il en résulte que le point de suture inférieur introduit comme dans tous les procédés, au niveau de la limite postérieure de la déchirure, ne comprend pas les fibres musculaires rétractées. On a refait un périnée, et un orifice anal, mais non un sphincter; la femme rendra à volonté les matières solides, qui, elles, sont retenues beaucoup plus haut ; mais les liquides et les gaz s'échapperont sans qu'elle puisse les retenir. Pour prévenir la persistance de cette infirmité, il faut aller chercher le muscle, à l'aide d'un point de suture introduit très bas, à 1 centimètre 1/2 en arrière de l'anus, afin de ramasser, de ramener en haut les fibres du sphincter, et de permettre aux sutures suivantes d'opérer la réunion du muscle lui-même. »

Ces considérations sont plus théoriques, que basées sur l'observation directe : le fait avancé par M. Hüe n'a jamais été observé par la plupart des membres de la Société de Chirurgie, et nous-même nous n'avons lu aucune observation où il en fût fait mention; le sphincter anal a pu conserver ses fonctions par l'intermédiaire du tissu cicatriciel. Plus théoriquement nous ne nous expliquons pas comment le sphincter anal rompu se rétracte vers le coccyx, au point qu'il soit indispensable d'aller le saisir avec la suture à près de deux centimètres des bords de la déchirure cutanée. Nous comprendrions qu'il en fût ainsi, si le sphincter de l'anus était mobile dans une gaîne celluleuse, comme le tendon d'Achille ; mais les notions les plus élémentaires d'anatomie indiquent que ce sphincter est adhérent aux parties molles qui l'environnent. Il est donc tout naturel de penser que le sphincter anal rompu en même temps que le périnée lui reste adhérent ; il se rétracte vers le coccyx, mais en entraînant les parties molles; il empêche l'accolement des bords déchirés et la réparation spontanée de la lésion. Mais ses fibres restent sur le plan des surfaces déchirées, dont la réunion suffit pour assurer le rétablissement de la forme et des fonctions de ce sphincter. La pratique d'Emmet, excellente d'ailleurs, a moins pour résultat de ramener vers le raphé médian les fibres du sphincter anal rétractées vers le coccyx, que d'assurer plus exactement l'accolement profond des surfaces déchirées.

Manuel opératoire.

La restauration de la cloison recto-vaginale demande beaucoup de soins, et constitue une opération délicate, pour laquelle on ne saurait s'entourer de trop de précautions : « Si les médecins ne réussissent pas plus souvent dans cette suture, nous écrit M. Bœckel, c'est qu'ils veulent la faire seuls, en cachette en quelque sorte, sans aides et sans éclairage convenable, et dans ces conditions, ils la font mal. » La délivrance effectuée, l'utérus bien rétracté, on assurera l'hémostase, soit par la compression directe, soit par l'application de pinces à forci-pressure. Si la femme est chloroformée on opérera séance tenante ; sinon il est préférable d'attendre une heure ou deux, de manière à profiter de l'assistance d'un ou de deux confrères, et à réunir les instruments nécessaires : catgut, fils d'argent, bouts de sonde, aiguilles ordinaires, aiguille chasse-fil de Mathieu, tubes de Galli, fulcrum, serre-nœuds, etc. La femme couchée sur le côté et autant que possible anesthésiée, on introduira dans le rectum un gorgeret de bois, dans le vagin une valve de Sims. Les surfaces déchirées, débarrassées des caillots, seront purifiées avec un lavage antiseptique, et régularisées avec des ciseaux. On commencera par réunir la déchirure rectale avec des sutures entrecoupées ; le rectum bien fermé, on continuera l'opération comme si l'on avait affaire à une déchirure incomplète ; on commencera par poser deux, trois ou quatre points de suture enchevillée sur le périnée, et l'on complétera l'occlusion de la plaie par des points de suture superficiels ou des serre-fines.

Soins consécutifs.

L'opération terminée, on fera une large irrigation antiseptique dans le vagin, et sur la ligne de réunion ; la femme restera couchée sur le côté, pour empêcher le sang de s'écouler et de s'accumuler à la commissure vulvaire, les cuisses rapprochées et légèrement fléchies sur le bassin ; on renouvellera l'injection vaginale toutes les deux heures, et chaque fois que la malade urinera.

Ordinairement, ces opérées ont de la rétention d'urine, et il faudra les sonder : pour cette petite opération, qu'on devra renouveler deux ou trois fois par jour, il est inutile d'essayer de sonder par-dessous les draps, les points de repère n'existant plus, modifiés par l'accouchement ; on risque de compromettre la suture, sans arriver à introduire la sonde. Le mieux est d'aller directement à la recherche du méat urinaire, la femme restant sur le côté, les parties génitales doucement écartées, bien éclairées, le périnée suffisamment protégé ; le méat est facile à reconnaître, et on pourra vider la vessie, sans souiller les surfaces de réunion par le contact de l'urine. Cette manœuvre est plus facile et plus sûre, que de coucher la malade sur le dos, le siège appuyé sur le bord du lit, et les jambes écartées, comme on le fait habituellement.

La question des garde-robes est aussi fort importante : Bœckel conseille la liberté du ventre pendant tout le temps de la réparation ; MM. Blot et Décormeaux recommandent même de purger la malade tous les deux jours. En général on provoque la constipation par l'administration de l'opium à doses fractionnées et l'usage d'aliments de facile digestion, laissant peu de résidus. Cette pratique à l'inconvénient de donner pour la première garde-robe des fèces solides et volumineuses dont l'expulsion peut compromettre la suture : il est vrai qu'au bout de 10 ou 12 jours pendant lesquels il est facile de prolonger la constipation, la ligne de réunion est déjà assez solide en général pour résister. Il sera bon, chaque matin, de purifier la suture rectale avec un lavement antiseptique.

Résumé. — Traitement applicable à chacune des variétés de déchirure.

En résumé, pour les divers degrés de déchirure périnéale, nous recommandons la pratique suivante :

Pour les simples éraillures de la fourchette et de l'orifice vaginal, simples soins de propreté, irrigations antiseptiques une fois par jour à partir de l'accouchement ;

Pour les déchirures incomplètes, applications de quelques serre-fines ;

Pour les déchirures complètes, sans lésions du sphincter anal, suture enchevillée de Roux, complétée par des sutures superficielles ou des serre-fines ;

Pour les ruptures totales, suture enchevillée de Roux sur le périnée ; sutures perdues au catgut sur la muqueuse rectale ; sutures simples, métalliques, sur les bords périnéal et vaginal de la déchirure.

CHAPITRE VI.

EMPLOI DES ANTISEPTIQUES.

Influence des antiseptiques sur la réunion immédiate.

En parcourant les observations que nous rapportons à la fin de notre travail, on verra combien peu les opérateurs se sont préoccupés de la question des pansements : quelques lavages, de temps en temps, une irrigation émolliente ou antiseptique, une compresse de mousseline imbibée d'eau phéniquée sur la vulve, le rapprochement des cuisses, tels sont les soins locaux consécutifs.

Nous pensons, malgré les résultats favorables obtenus par cette pratique, que le succès de la périnéorrhaphie immédiate serait encore mieux assuré par l'emploi rigoureux des antiseptiques ; et sans avoir la prétention de traiter un sujet aussi vaste et aussi important, on nous pardonnera de donner à notre appréciation sur l'emploi des pansements nouveaux.

Quelle que soit l'explication qui en soit donnée, quelle qu'en soit la théorie, il est certain que l'introduction des antiseptiques dans la pratique chirurgicale a favorisé étonnamment les tentatives de réunion immédiate, et comme le faisait remarquer l'an dernier à la Société de Chirurgie M. le professeur Verneuil, les essais de réunion immédiate dans les hôpitaux avaient donné de tels insuccès, avaient été le point de départ de tant de complications, de tant de désastres, qu'on était en général sur le point de l'abandonner, quand parurent les premières applications de la méthode antiseptique. Depuis, elle a donné une telle sécurité, que le chirurgien est autorisé à la tenter dans la grande majorité des cas.

La facilité avec laquelle se réunissent habituellement les déchirures du périnée tient certainement à une remarquable vascularisation de ces parties. Mais les antiseptiques ne peuvent que favoriser cette tendance à la réparation rapide en purifiant les surfaces cruentées, et en détruisant sur place les impuretés qui sont le point de départ de complications, et la cause fréquente de non réunion.

Antiseptiques usuels.

On emploie surtout comme antiseptiques l'acide phénique, l'alcool, l'acide borique, le sublimé corrosif, l'eau oxygénée.

Nous parlerons rapidement de l'alcool, de l'eau oxygénée et du sublimé, nous réservant de faire un parallèle plus important de l'acide phénique et de l'acide borique.

Alcool.

L'alcool, étendu d'eau, l'eau-de-vie ordinaire, et tous les composés où l'alcool entre comme base sont utiles : ils nettoient les surfaces déchirées mieux que l'eau ordinaire, et que toutes les infusions, décoctions émollientes, adoucissantes ou autres, qui sont bien pour les plaies vives les plus détestables topiques. Aussi, faute de mieux, pourra-t-on, non sans avantages, toucher les déchirures avec de l'eau alcoolisée.

Eau oxygénée.

L'eau oxygénée est un agent qui a été récemment introduit en thérapeutique chirurgicale. MM. Paul Bert et Bardy s'en sont constitués les promoteurs devant l'Académie des sciences, et son emploi a déjà donné lieu à plusieurs travaux originaux. Dans une de nos observations la malade a été pansée uniquement avec cette substance, et le résultat a été très favorable. Pour notre compte, nous avons vu plusieurs fois employer l'eau oxygénée dans le service de M. Léon Labbé, et voici les remarques que nous avons faites : au contact d'une plaie fétide, couverte d'exsudats grisâtres, sphacélés, consécutive à un phlegmon diffus de la jambe, l'eau oxygénée se décomposait, laissait échapper de nombreuses bulles gazeuses, enlevait instantanément l'odeur, et détergeait avec une grande rapidité la surface grisâtre de la plaie, qui devenait rosée ; mais au bout de six ou huit heures, on était obligé de renouveler le pansement à cause de l'odeur, qui commençait à se développer de nouveau.

Bi-chlorure d'hydrargyre.

Quant à la solution de sublimé corrosif, elle est employée depuis six mois, dans le service de M. Tarnier, à la Maternité, avec un grand succès. Notre collègue et ami, M. Ollivier en a fait récemment dans les *Annales de Gynécologie* (novembre 1882) une étude intéressante : sur un total de 350 accouchements environ, parmi lesquels quelques-uns ont dû être terminés par une intervention chirurgicale, on a observé un seul cas de mort dans un des hôpitaux les plus tristement fameux par son insalubrité, la Bourbe, avant les admirables réformes de M. Tarnier ; deux cas de rétention de l'arrière-faix, avec putréfaction du placenta à l'intérieur de l'utérus dus à M. Ribemont et à M. Tarnier, se sont terminés par la guérison de l'accouchée, grâce aux injections intra-utérines de la liqueur de Van Swieten. Malheureusement, nous n'avons sur cet agent aucune expérience personnelle ; la question est d'ailleurs encore à l'étude, et on peut seulement conseiller de poursuivre des tentatives aussi heureuses, sans recommander encore d'une façon irréfutable l'emploi comme topique de la solution au millième de bi-chlorure d'hydrargyre.

Parallèle de l'acide phénique et de l'acide borique.

L'acide phénique et l'acide borique sont les produits de beaucoup les plus employés aujourd'hui dans la pratique chirurgicale courante.

L'acide phénique a pour lui ce grand avantage d'avoir été recommandé par Lister, qui en a fait la base de son pansement. Et réellement, les résultats obtenus à l'aide de cet agent ont été si beaux, que son emploi s'est généralisé, et qu'il semble maintenant bien audacieux de venir même discuter cet antiseptique devenu classique. Nous ne voulons certes pas mettre en doute sa valeur à ce point de vue ; nous sommes persuadé que bien préparé, bien manié, il donne dans le traitement des plaies et surtout dans les tentatives de réunion immédiate, de très bons effets. Mais pour qu'il soit certainement antiseptique, il faut l'employer à une dose relativement élevée; la règle, avant de pratiquer les sutures, est de laver les surfaces cruentées avec la solution forte à 5 pour 100, solution qui doit donner à celles-ci une coloration grisâtre, solution dont l'odeur est forte, solution qui, au bout de quelques minutes, produit sur les doigts de l'opérateur un picotement, une rougeur, une modification de l'épiderme bien connue des chirurgiens. Une pareille solution ne saurait être appliquée sans danger sur des tissus aussi délicats que les organes génitaux externes de la femme, et dans le cours de notre internat, nous avons plusieurs fois observé du sphacèle des tissus analogues (paupières, scrotum, etc.) consécutivement à des lavages à l'eau phéniquée forte. Aussi, en présence d'une déchirure du périnée, conseillons-nous de ne pas toucher des tissus, irrégulièrement divisés, contusionnés, prédisposés au sphacèle, avec une pareille solution : on pourra se servir alors de la solution faible à 2 1/2 pour 100, qui déjà ne possède plus de propriétés antiseptiques aussi indiscutables. L'eau phéniquée prédispose au sphacèle, elle est irritante, d'une application douloureuse, elle produit souvent des érythèmes ; la préparation est difficile à faire : que de fois n'avons-nous pas vu, au fond des vases renfermant les solutions phéniquées, des globules d'acide phénique pur, qu'on avait insuffisamment dissous dans l'alcool ou la glycérine, qui doivent entrer dans leur composition en proportions assez fortes. Enfin, l'acide phénique a une odeur fort désagréable, à laquelle, en général, on finit par s'habituer, mais que certaines personnes ne peuvent pas supporter, qui leur donne de l'inappétence et du dégoût pour les aliments.

Pendant les deux années que nous avons eu la bonne fortune de passer près de M. Abadie, comme chef de clinique ophtalmologique, nous avons pu étudier de près et apprécier l'acide borique, et c'est là que nous avons acquis notre conviction sur la supériorité de cet agent sur l'acide phénique.

L'acide borique doit être employé à la solution de 4 pour 100, ce qui est une solution saturée à froid ; il se dissout spontanément dans l'eau, et sa préparation est infiniment plus simple que celle des solutions phéniquées ; comme il est habituellement préparé à chaud, il arrive souvent qu'à une température un peu basse, des cristaux d'acide borique soient précipités ; cette cristallisation n'a aucun inconvénient pour le malade et elle a l'avantage d'indiquer que la solution est saturée. Ajouterons-nous que nous conseillons pour ces solutions l'emploi de l'eau distillée ou tout au moins filtrée ? De pareilles recommandations peuvent sembler minutieuses et insignifiantes ; pourtant, elles ont une grande importance, et beaucoup d'insuccès, mis sur le compte de la méthode antiseptique, n'ont d'autre origine qu'une négligence ou un défaut dans la préparation des solutions.

La solution d'acide borique est facile à préparer ; elle n'est pas irritante : le malade n'en souffre pas, il n'éprouve ni picotements, ni sensation de chaleur, de brûlure, comme pour l'acide phénique ; l'application même directe de cristaux d'acide borique sur une plaie à vif ou sur une muqueuse très délicate ne provoque pas la moindre irritation. Chez M. Abadie, le pansement simple du service consistait en une rondelle de lint, préalablement plongée dans la solution concentrée à chaud d'acide borique et par suite imprégnée de cristaux de ce même acide ; cette rondelle, humectée dans la solution ordinaire, qui servait en même temps aux lavages et aux irrigations, était appliquée sur l'œil opéré avec un petit tampon d'ouate hydrophile et une bande de flanelle ou de tarlatane. Toujours, quand on retirait le pansement au bout de 24 heures, on constatait au pourtour de l'œil, sur la joue et sur le front, un dépôt d'acide borique cristallisé, qui même chez les tout petits enfants, ne provoquait pas la moindre irritation. Son innocuité le fait journellement employer pour les lavages et les pansements à l'intérieur de la vessie ; sur les organes génitaux, son application est aussi nettement indiquée.

De plus, il n'a aucune odeur et est un excellent désinfectant : prenez une plaie en pleine suppuration, dont le pansement n'a pas été renouvelé depuis 24 heures ; à peine la solution d'acide borique a-t-elle humecté les pièces de ce pansement, que l'odeur disparaît. Il partage cette remarquable propriété avec l'acide phénique.

Enfin, c'est un excellent antiseptique. Son efficacité n'est pas seulement prouvée pour l'œil, les blessures de la bouche, la vessie, les organes génitaux ; mais pour les blessures ordinaires, pour les plaies sanieuses, fétides, à peine détergées des débris sphacélés, l'acide borique constitue un très bon topique. Chez une jeune dame, que M. Labbé a traitée d'un phlegmon diffus gangréneux de la région sacro-coccygienne par des cautérisations énergiques au fer rouge, nous avons pansé la plaie considérable qui résultait de cette opération uniquement avec cet agent à partir du cinquième jour ; jusqu'à la cicatrisation complète, qui se fit en deux mois, nous n'eûmes pas besoin de recourir à un autre pansement : la plaie resta rosée, bien bourgeonnante, et elle se répara dans un temps relativement court, sans présenter, à aucun moment, la moindre complication. Quand une substance assure la réunion immédiate de parties aussi délicates et prédisposées à l'érysipèle que des autoplasties de la face et des paupières ; quand elle donne une série de 350 cataractes opérées sans une seule complication inflammatoire, comme nous l'avons vu à la clinique si admirablement organisée du docteur Abadie; quand elle assure la guérison d'une plaie gangréneuse, large au début comme la main ouverte, sans le moindre incident infectieux ou inflammatoire, on peut en affirmer la puissance antiseptique.

A un agent difficile à préparer, irritant, d'une odeur désagréable, exposant au sphacèle des tissus menacés de mortification et aux intoxications, nous avons à opposer une substance sans odeur, non irritante, facile à préparer, d'un prix peu élevé, et possédant des propriétés antiseptiques indiscutables, il nous semble que le choix ne saurait être douteux, et nous sommes convaincu que nos confrères se trouveront toujours bien d'adopter l'acide borique comme substance antiseptique usuelle.

On aura donc recours au lavage antiseptique de la déchirure du périnée, avant de pratiquer la périnéorrhaphie. Une simple éponge, un tampon d'ouate hydrophile, plongés dans la solution choisie, une irrigation plus large avec une seringue seront de bonne pratique.

OBSERVATIONS

Observation VIII. — Rupture totale du périnée. — Opération faite huit heures après l'accouchement, avec la suture entortillée. — Guérison. — (Communiquée par M. le Dr Brechennier, d'Orléans).

X..., âgée de 19 ans, domiciliée dans une localité, près d'Orléans, primipare, est accouchée le 4 juillet 1878, à une heure du matin. Le travail a été long, et a nécessité une application du forceps.

4 juillet, huit heures du matin. — Un accident, qu'on ne peut m'expliquer que par la violence et probablement la mauvaise direction des tractions, s'est produit au moment de l'expulsion de la tête : le périnée est déchiré sur toute sa hauteur, ainsi que la cloison recto-vaginale jusqu'à deux centimètres de l'anus, et c'est par cette fente, en forme d'S, que la sortie de l'enfant s'est opérée.

J'applique immédiatement cinq épingles, dont la première avoisine le bord de la muqueuse rectale, et je fais une suture entortillée, qui réunit très exactement toutes les parties excepté la muqueuse rectale. La constipation est entretenue par des préparations opiacées.

10 juillet, 4 heures du soir. On a obtenu le matin, une selle abondante par un lavement purgatif, et l'enlèvement de la suture permet de constater une réunion parfaite sur toute la déchirure, même du sphincter de l'anus.

Depuis cette époque, un second enfant est né, après un travail assez court, sans application de forceps, et sans que la cicatrice se soit modifiée.

Observation IX. — Rupture totale du périnée, chez une primipare, âgée de 35 ans. — Réunion immédiate, avec la suture entrecoupée. — Guérison. (*Obstetrical Journal*, mars 1876, par le Dr James Young. Compterendu de la séance du 26 novembre 1875, *Obstetrical Society of Edinburgh*).

J'attirerai l'attention sur ce cas : le 28 juin 1875, on m'appella chez Mme M.... âgée de 35 ans, primipare ; à 6 heures du soir ; le col était petit, large comme un shelling, bien que la patiente fût en travail depuis 12 heures. Je fus rappelé à 6 heures du matin, je trouvai la période de dilatation presque terminée, la tête se présentant en position occipitoiliaque antérieure. La femme était depuis 34 heures en travail, et comme je jugeai à propos de ne pas le laisser durer plus longtemps, j'envoyai chercher mon forceps. Le vagin était étroit, et les contractions utérines s'affaiblissaient. Le chloroforme administré, j'employai des tractions modérées, au moment de chaque contraction, de façon à donner aux parties génitales externes le temps de se dilater. Malgré cette précaution, le périnée fut rompu jusque dans le sphincter de l'anus. Mon index, introduit dans l'anus à une profondeur de trois centimètres, passait facilement par la déchirure du vagin.

Quand le placenta fut expulsé, l'utérus revenu sur lui-même, la plaie fut épongée avec soin. L'anesthésie fut maintenue ; les parties déchirées réunies avec la souture entrecoupée : sept fils furent placés, après avoir été plongés dans l'huile phéniquée, et l'accolement parut parfait. L'urine fut extraite par la sonde toutes les douze heures. Les fils furent réunis ensemble, et par l'administration de l'opium, les garde-robes ne parurent pas pendant six jours. Aucun pansement local ne fut appliqué. La patiente se rétablit, la réunion fut parfaite à chaque point, et au quatorzième jour, la malade était livrée à elle-même.

Quelques semaines après, j'examinai la patiente : en introduisant un doigt dans l'anus, et l'autre dans le vagin, je trouvai la cloison rectovaginale complète.

Observation X. — Déchirure complète du périnée, à la suite d'une application de forceps. — Suture du périnée quatre heures après l'accident. — Succès complet, par M. Eug. Bœckel (*Gazette médicale de Strasbourg*, mars 1873).

Mme R... primipare, âgée de 23 ans, a eu dans sa jeunesse une carie vertébrale, qui a guéri avec un certain degré de lordose lombaire. Elle fut accouchée, le 16 janvier 1873, à huit heures du matin, au moyen du forceps. M. Bœckel est appelé vers midi.

A la place du périnée, on trouve un vaste hiatus, comprenant l'anus et son sphincter, et remontant à deux centimètres dans le rectum. Du côté du vagin, la déchirure remonte à 4 centimètres. Entre les deux conduits, large surface cruentée, triangulaire, assez égale, et couverte de caillots.

On se décide à pratiquer la suture séance tenante.

La femme craintive, fatiguée, est soumise à l'action du chloroforme et placée dans la position de la taille. On commence par réunir la déchirure rectale par quatre points entrecoupés faits au moyen d'une aiguille courbe, munie d'un fil métallique. Un cinquième point, plus profond, traverse les extrémités du sphincter de l'anus. Six ou sept points du suture, alternativement profonds et superficiels, réunissent la fente de la muqueuse vaginale. Enfin, cinq points, dont deux très profonds, sont placés sur la face cutanée du périnée.

La femme est replacée dans son lit, avec un rouleau sous les genoux, sans autre pansement. On la laisse uriner seule ; plusieurs fois dans la journée, injections détersives dans le vagin. Une pilule d'opium est donnée tous les soirs, pour la maintenir constipée.

Le quatrième jour, 30 grammes d'huile de ricin ; on facilite la première selle par un lavement d'eau tiède. On provoque une selle tous les deux jours.

Le dixième jour, les points de suture sont enlevés, la réunion est parfaite, sans aucun incident.

Au bout d'un mois, on réexamine de nouveau la malade : sur la ligne médiane du périnée, la réunion simule le raphé normal, au point d'être difficile à distinguer. L'anus est bien reconstitué ; quand on ordonne à la malade de contracter cet orifice, on sent la pression du muscle ; la malade affirme qu'elle peut retenir des gaz, ce qui n'était pas le cas pendant les quinze premiers jours qui ont suivi l'opération.

Observation XI. — Déchirure complète du périnée et de la cloison recto-vaginale. — Périnéorrhaphie immédiate. — Trois plans de sutures. — Guérison. — (Dr Eustache (de Lille). — (*Bulletin de thérapeutique*, 1878).

La nommée Marie Want.., âgée de 23 ans, cuisinière, entre à l'hôpital Sainte-Eugénie (clinique d'accouchements, salle Saint-Adrien, n° 2), le 10 novembre 1877, à minuit. Elle est primipare, arrivée à terme; le travail a commencé depuis dix heures ; première position du sommet.

Le 11, au matin, on constate une *barrure* du bassin : la symphyse du pubis a une hauteur de 9 centimètres et demi ; le diamètre bi-ischiatique n'atteint que 9 centimètres. A midi le col était complètement dilaté ; à dix heures du soir, la poche des eaux se rompait.

Le 12, à six heures du matin, la tête repose sur le périnée qu'elle commence à distendre ; elle entrouvre la vulve; la rotation était complètement effectuée et la fontanelle postérieure cachée derrière la symphyse. Les douleurs sont très fortes et très fréquentes depuis quatre heures ; mais la progression et l'extension ne se font plus à partir de ce moment. La femme est dans un état d'excitation nerveuse très grand, criant et pleurant sans cesse ; à dix heures du matin, peu de progrès : l'occiput est toujours arrêté derrière la symphyse ; la bosse sanguine fait saillie entre les grandes lèvres ; le travail durait depuis 36 heures sans interruption ; la poche des eaux était rompue depuis douze ; la tête reposait sur le périnée depuis sept heures, je résolus alors d'intervenir.

La femme fut chloroformisée ; j'applique le forceps. De fortes tractions, exercées dans l'axe du détroit inférieur, n'amènent aucun déplacement : j'appuie en bas, et parviens, non sans peine, à dégager l'occiput sous la symphyse. Les contractions (qui n'avaient pas été interrompues par la chloroformisation) reprennent avec une nouvelle intensité, et amènent en quelques instants l'expulsion de la tête, avant que j'aie pu dégager le forceps : la sortie du fœtus se fit presque simultanément, ainsi que la délivrance.

Je constate alors une déchirure complète du périnée, allant de la vulve jusqu'à l'anus, et occupant la ligne médiane. Cette déchirure s'étend, en hauteur, jusqu'à 5 centimètres au-dessus de l'orifice anal, comprenant à la fois les parties molles du périnée et la portion inférieure de la cloison recto-vaginale, sur une hauteur de plus de trois centimètres. Le vagin et le rectum ne forment plus qu'une seule cavité ; la trace de leur séparation primitive n'est plus représentée que par les débris de la cloison, qui forment de chaque côté une saillie flottante de 1 centimètre environ. Le doigt, introduit dans l'anus pendant qu'un aide écarte les bords de la déchirure du périnée, nous montre ce vaste hiatus, vrai cloaque. La surface de division de chaque côté est oblique en bas et en dedans, ayant la forme d'un triangle allongé, dont le sommet est formé par le commencement de la déchirure de la cloison, la base par la déchirure du périnée, le côté antéro-supérieur par la muqueuse vaginale, le côté postéro-inférieur par la muqueuse rectale. Celle-ci a été irrégulièrement divisée, et il reste un tout petit lambeau allongé, s'étendant obliquement comme un pont de l'un à l'autre côté, et maintenant ces deux côtés assez rapprochés l'un de l'autre dans la partie supérieure ; tandis que les bords de la muqueuse vaginale sont plus fortement écartés en dehors. En bas, la surface de la déchirure est très large, près de 4 centimètres, et se confond avec toute la partie marginale de l'anus.

Les surfaces déchirées sont saignantes, légèrement tuméfiées. Après avoir lavé les parties, et avoir arrêté un petit jet artériel par l'application d'une pince à forci-pressure, je me décide à pratiquer immédiatement la périnéorrhaphie, la femme étant encore dans le sommeil anesthésique.

OPÉRATION. — La femme étant placée dans la position de la taille, les jambes soutenues par deux aides, pendant qu'un troisième continue la chloroformisation, j'applique un spéculum de Sims en avant, contre la symphyse, un gorgeret en arrière, et je les fais maintenir en place. Je sectionne d'abord le petit pont de muqueuse allant d'un côté à l'autre, et j'égalise avec les ciseaux courbes les surfaces de section. Ces préliminaires, qui furent l'équivalent du temps d'avivement dans les cas de déchirures anciennes furent excessivement simples. J'eus toutefois une petit hémorrhagie, qui nécessita l'application momentanée de trois pinces hémostatiques, bientôt enlevées après quelques mouvements de torsion. Des lavages à l'eau froide achevèrent d'arrêter l'écoulement du sang, et je commençai immédiatement la suture. Celle-ci fut faite sur deux plans, l'un rectal, l'autre vaginal, c'est-à-dire que je divisai la surface de la déchirure de chaque côté en deux parties : l'une postérieure, comprenant la muqueuse rectale ; l'autre antérieure, un peu plus épaisse, embrassant la muqueuse vaginale et les tissus sous-jacents. Grâce à l'obliquité des parties déchirées, je pus ainsi adosser ensemble en arrière des surfaces de près d'un centimètre d'étendue, en avant des surfaces un peu plus grandes.

Premièr temps. Suture du rectum. — Le premier plan de sutures fut ainsi appliqué : saisissant avec les pinces le bord de la muqueuse du côté droit, j'enfonce une aiguille à 3 millimètres environ de ce bord, et je le fais cheminer obliquement dans l'épaisseur des tissus, jusqu'à la limite des deux plans que j'avais virtuellement établis ; je la fais ressortir et la porte de l'autre côté sur un point exactement symétrique, en la faisant cheminer en sens inverse, d'avant en arrière, de façon à la faire ressortir à quelques millimètres du rebord de la muqueuse du côté gauche. Par suite de cette manœuvre, les deux chefs de l'anse se trouvaient dans le rectum. Je les serre en les tordant avec les doigts, et j'amène aisément l'affrontement des parties. Trois autres fils sont ainsi successivement placés à 1 centimètre environ l'un de l'autre. Quand ce temps fut fini, j'avais obtenu la restauration de la cloison rectale ; je sectionne les fils à 1 centimètre de leur point de torsion, pour éviter leur séjour irritant au niveau même de l'ouverture anale, et je fais retirer le gorgeret.

Deuxième temps. Suture du vagin. — Le second plan de sutures fut appliqué de la même façon. Les aiguilles furent enfoncées à 3 millimètres du bord libre de la muqueuse d'un côté, conduites obliquement dans l'épaisseur de la muqueuse et des tissus sous-jacents, jusqu'au niveau du plan des sutures rectales, ramenées en sens inverse du côté opposé : les fils tordus et serrés avec les doigts successivement de haut en bas et coupés à un demi-centimètre de longueur. Quatre points de suture furent ainsi appliqués : le supérieur, à 3 millimètres du point de départ de la déchirure : l'inférieur, presque sous-cutané, et comprenant certainement les bouts divisés du sphincter anal. J'avais eu le soin, autant que possible, de placer les points de suture vaginaux dans l'intervalle des points de suture rectaux, de façon à ce que les fils ne se superposassent point, et réalisassent une occlusion plus complète.

Quand ce second plan de sutures fut placé, serré, et les chefs coupés à la longueur voulue, j'avais obtenu la restauration complète de la cloison recto-vaginale, et l'anus, dans sa partie muqueuse et musculaire, était reformé, ce dont je pus m'assurer en introduisant le doigt dans le rectum.

Troisième temps. Suture du périnée. — Il restait encore à réunir la déchirure du périnée proprement dite, dont les deux surfaces s'adóssaient, en quelque sorte naturellement, par suite de l'action des sutures profondes. Voulant éviter la formation d'une fistule recto-vaginale, immédiatement au-dessus du sphincter de l'anus, accident que j'avais vu se produire dans deux opérations de périnéorrhaphie auxquelles j'avais assisté, je ne me contentai pas de l'application des serre-fines ou de sutures cutanées, et je pratiquai un troisième plan de sutures (périnéales) pour lequel j'eus recours à la suture enchevillée ; avec une forte aiguille armée d'un fil métallique double, je traversai la grande lèvre, à deux centimètres en dehors de son rebord muqueux, et je la fis ressortir sur le point correspondant de la lèvre du côté opposé. Je plaçai ainsi trois anses, dont l'une correspondait à la partie antérieure de l'anus, la seconde traversait la cloison restaurée, et la troisième passait au devant, à la porte postérieure de la vulve, ainsi que je l'ai dit plus haut. Avec deux bouts de sonde je fis une suture enchevillée qui me procura l'adossement exact et profond des parties déchirées, et me prémunis ainsi contre tout tiraillement des sutures de la cloison.

Quand ces trois plans de suture furent ainsi posés, j'avais un affrontement tel que je crus inutile d'appliquer quelques points de suture entrecoupée à la peau ; je pratiquai un lavage avec de l'eau phéniquée, je sondai la malade et la fis porter dans son lit, les cuisses rapprochées et demi-fléchies sur le bassin.

L'application du forceps et la périnéorrhaphie avaient à peine duré une heure et demie, pendant lesquelles le sommeil chloroformique put être continué sans accident.

Bouillon et vin, cathétérisme de la vessie toutes les cinq heures. Le soir, injection vaginale avec de l'eau fortement phéniquée. La journée se passa bien et sans fièvre.

Le 13, calme complet. P. 70, T. 37°5. Pas de rougeur ni de tuméfaction des parties ; cathétérisme et lavages ; vin, bouillons ; 5 centigrammes d'extrait gommeux d'opium.

Le 14, état général excellent. P. 80, T. 37°6. Je pratique le lavage du matin. La malade accuse un peu de picotement dans le vagin ; les parties ne sont pas tuméfiées ; les bords cutanés sont adhérents ; léger écoulement sanguin sans odeur. Mêmes prescriptions.

Le 15, la malade a peu dormi, et accuse une céphalalgie assez intense. P. 102, T. 37°6. Les seins sont gonflés et laissent écouler du lait spontanément, l'utérus remonte encore à trois travers de doigt au-dessus du pubis. Sensation légère et tiraillement au périnée ; tuméfaction légère des grandes lèvres sans rougeur prononcée. Écoulement lochial blanc-rougeâtre, peu abondant, mais ayant de l'odeur. Je recommande que l'on rapproche les lavages vaginaux toutes les quatre heures ; je fais mettre un linge imbibé d'eau phéniquée et renouvelé fréquemment entre les cuisses de la malade. L'enfant sera mis au sein dans la journée, sans que la mère quitte le décubitus dorsal. Potage, vin, opium, *ut suprà*.

Le 16, l'insomnie et la céphalalgie persistent, la montée du lait est très forte. P. 110, T. 37° 8. La lactation se fait régulièrement. En pratiquant le lavage, je constate que la réunion du périnée et de la partie inférieure de la cloison recto-vaginale est complète ; les lochies sont blanchâtres, assez fortement odorantes. Pas de tuméfaction, ni douleur. Potage et côtelette matin et soir, un demi-litre de vin. Linge phéniqué entre les cuisses. Cathétérisme et lavage toutes les cinq heures. 5 centigrammes d'opium.

Le 19, sept jours après l'opération, je procède à l'ablation des fils. Un petit gorgeret étant placé dans le rectum, j'enlève les deux fils inférieurs ; les deux autres sont cachés dans l'épaisseur des tissus et après quelques recherches infructueuses qui amènent un peu de sang, j'y renonce pour cette fois. J'enlève également les points de suture enchevillée, ainsi que trois points vaginaux ; la réunion est complète sur toute l'étendue de la déchirure, sauf à la fourchette, où il existe une ulcération superficielle. Après avoir fait une longue injection vaginale avec de l'eau phéniquée forte, et cautérisé l'ulcération de la fourchette avec le crayon de nitrate d'argent, je remets la malade à son lit en lui permettant de s'asseoir et de se coucher indifféremment sur les deux côtés. Régime tonique composé de vin de Bordeaux, viandes rôties et consommées, très peu de pain. Je fais cesser le cathétérisme ; les injections ne sont plus pratiquées que matin et soir ; cessation de l'opium.

Le 20, j'enlève le dernier fil vaginal, mais je ne peux trouver les deux fils rectaux ; la réunion est parfaite et exactement linéaire dans l'étendue du périnée et de la cloison recto-vaginale, si ce n'est à l'extrémité supérieure, où je note une dépression en cul-de-poule, qui me fait craindre une fistule ; le doigt, introduit dans le rectum, sent à ce niveau un amincissement notable ; je cautérise avec le crayon taillé en pointe, sans pousser plus loin mon examen. Pendant la nuit, la malade ayant éprouvé quelques coliques, je lui prescris 10 grammes d'huile de ricin à prendre immédiatement, et autant le lendemain matin.

Le 22, elle prend pour la troisième fois de l'huile de ricin, et a dans la journée une selle liquide fort peu abondante et sans douleur.

Le 23, les coliques persistent ; je fais une injection rectale de 100 gr.

d'huile d'amandes douces, qui est suivie bientôt d'une selle solide, copieuse, avec sensation de brûlure au fondement; dans la journée, il y eut encore trois autres selles abondantes, mais de moins en moins douloureuses.

Le 24, j'examine les parties, le périnée n'a pas cédé; la réunion est complète sur une hauteur de 2 centimètres et demi; l'anus est complètement reformé; l'ulcération de la fourchette va en diminuant. La ligne de réunion vaginale est aussi très nette, la cloison épaisse et solide; mais la dépression correspondant à l'extrémité supérieure de la déchirure persiste toujours, et pendant l'exploration, je note le passage de quelques gaz, du rectum dans le vagin; avec beaucoup de précaution, j'introduis un stylet au niveau de cet enfoncement, et je sens son extrémité libre dans l'intestin; le trajet fistuleux est très-petit, direct; je réitère à ce niveau la cautérisation avec un crayon effilé de nitrate d'argent, que je répète régulièrement pendant cinq jours.

Le lendemain, l'issue du gaz se renouvelle sous mes yeux, mais depuis lors je ne peux plus la constater. La femme ne s'en est jamais doutée. A dater de ce jour, quatorzième après l'accouchement et l'opération, elle se lève régulièrement et reprend peu à peu toutes les habitudes de la vie normale; elle va à la selle régulièrement; le lait est très abondant et le nourrisson se porte à merveille. Tous les matins, on pratique une injection vaginale et on cautérise en haut et en bas.

Le 3 décembre, je fais une nouvelle exploration; les parties sont partout cicatrisées; la dépression supérieure a disparu; j'injecte dans le rectum un litre de lait, sans qu'il en passe une goutte dans le vagin; il n'y a pas et il n'y a jamais eu incontinence ni de gaz, ni de liquides; l'écoulement lochial a complètement cessé et la santé est parfaite.

Une nouvelle exploration de ce genre est faite le 10 décembre, sans donner d'autre résultat; sur sa demande, la femme sort de l'hôpital vingt-huit jours après l'accouchement.

Elle s'est placée comme nourrice dans les environs de Lille; je l'ai revue vers la fin de janvier 1878; la guérison complète s'est maintenue; le périnée a une hauteur de 2 cent. et demi; l'ouverture de la vulve est peut-être un peu plus grande; mais la femme n'accuse aucune différence d'avec l'état qui a précédé son accouchement.

CONCLUSIONS.

1° Les moindres déchirures du périnée devront être surveillées avec soin, comme pouvant devenir le point de départ d'accidents infectieux.

2° La restauration du périnée devra être faite immédiatement après l'accouchement, indépendamment de l'étendue des lésions, quand la rupture aura été produite brusquement, sans manœuvres prolongées ou répétées, ayant pu compromettre la vitalité de la région, c'est-à-dire dans la grande majorité des cas.

3° Quand on se sera décidé pour une intervention retardée, le moment le plus propice pour l'opération sera celui-ci : la disparition physiologique des lochies.

4° Suffisantes pour les déchirures incomplètes du périnée, les serre-fines seront rejetées quand les lésions seront étendues; la suture qui assurera le mieux la coaptation des lambeaux est la suture enchevillée de Roux, avec sutures à points séparés complémentaires.

5° Les pansements et l'opération seront faits rigoureusement d'après les principes de la méthode antiseptique. Parmi tous les agents antiseptiques, nous donnons la préférence à la solution au millième de sublimé corrosif (liqueur de Van Swieten), et surtout à la solution saturée à froid d'acide borique (4 pour 100).

TABLE DES MATIÈRES.

INTRODUCTION.
DIVISIONS.